Elizabeth Fenwick

Alles über Schwangerschaft und Geburt

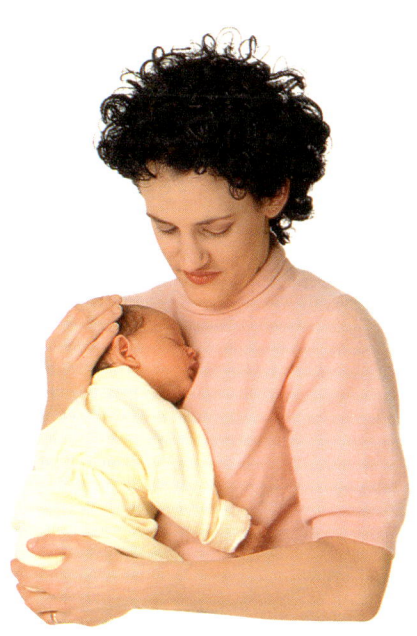

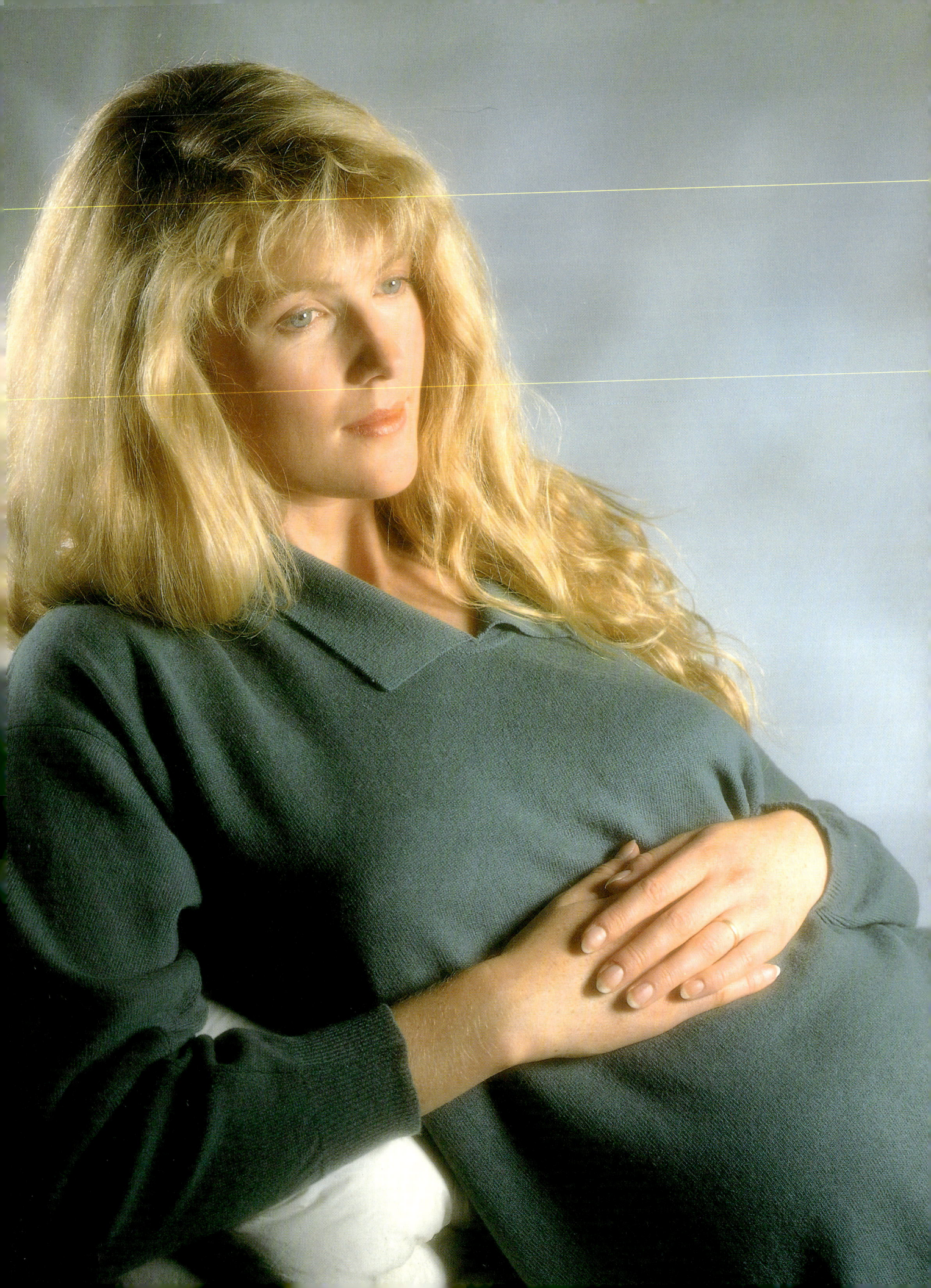

Elizabeth Fenwick

Alles über Schwangerschaft und Geburt

Ravensburger Buchverlag

Die englische Originalfassung stammt
von den Seiten 1 bis 73 von
„The Complete Johnson & Johnson Book
of Mother & Baby Care"
© 1990 Dorling Kindersley Limited, London
Text copyright © 1990 Elizabeth Fenwick
ISBN 0-86318-439-1

© der deutschen Textfassung
Ravensburger Buchverlag 1991
Aus dem Englischen übertragen von
Lothar Beyer und Lynn Hattery-Beyer
Umschlagkonzeption:
Kraxenberger Kommunikation, München
Umschlaggestaltung: Ekkehard Drechsel BDG
Umschlagfotos: Sigrid Reinichs (vorne)
und Zefa / K + H. Benser (hinten)
Gesamtherstellung: Appl, Wemding
Printed in Germany

99 98 97   10 9 8

ISBN 3-473-42697-0

Inhalt

Vorbereitung von Schwangerschaft und Geburt   6
Checkliste für die Schwangerschaft   6

Schwangerschaftskalender   8
Sie werden schwanger   8
Der Beginn des Lebens   10
12. Woche   12
Schwangerschaftskurse   13
16. Woche   14
Gemischte Gefühle   15
20. Woche   16
Gut aussehen   17
24. Woche   18
Das Baby im Mutterleib   19
28. Woche   20
Schwangerschaftskleidung   21
32. Woche   22
Grundausstattung für das Baby   23
36. Woche   24
Ruhe in der späten Schwangerschaft   25
Ihr Stillbüstenhalter   25
40. Woche   26
Eine Mutter werden   27

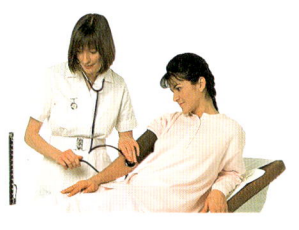

Vorsorge   28
Wo soll die Geburt stattfinden   28
Fragen, die Sie stellen sollten   29
Die Vorsorgeuntersuchungen   30
Zusätzliche Untersuchungen   33
Risikoschwangerschaften   34

Häufige Beschwerden   36

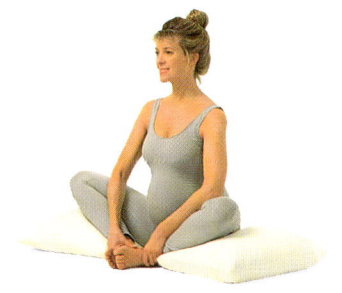

Fit und aktiv bleiben   39
Richtig aktiv sein   39
Kümmern Sie sich um Ihren Körper   40
Die Beckenbodenmuskeln   41
Schneidersitz   42
Hocken   43
Entspannung und Atemtechniken   44

Die richtige Ernährung   46
Lebenswichtige Nährstoffe   46
Schützen Sie Ihr Baby   49

Praktische Geburtsvorbereitungen   50
Was Sie für die Entbindung brauchen   50
Was Sie nach der Geburt brauchen   51

Wehen und Geburt   52
Das Einsetzen der Wehen   52
Das erste Geburtsstadium   53
Die Übergangsphase   56
Das zweite Stadium   56
Die Geburt   58
Schmerzerleichterung   60
Überwachung der Geburt   61
Medizinische Eingriffe   62
Kaiserschnitt   63

Ihr neugeborenes Baby   64
Die ersten Eindrücke   64
Untersuchungen am Neugeborenen   65
Babys, die besonderer Pflege bedürfen   66

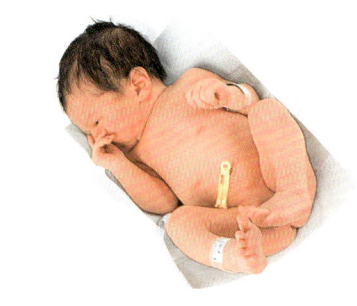

Rückkehr zum Alltag   67
Ihre Gefühle   67
Rückbildungsgymnastik   68
Wie sich Ihr Körper zurückbildet   69

Stichwortverzeichnis   70

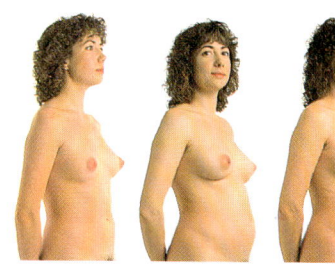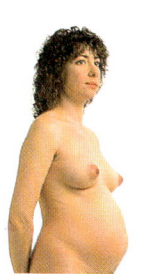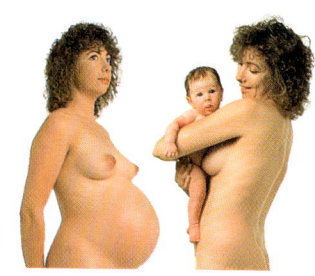

Vorbereitung von Schwangerschaft und Geburt

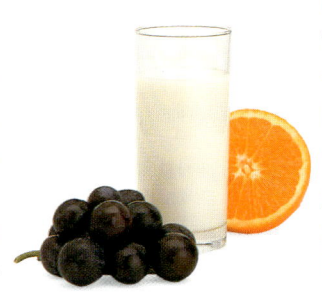

Um von Anfang an den bestmöglichen Verlauf einer Schwangerschaft zu erreichen, sollten Paare diese Lebensphase sorgfältig vorbereiten. Mit Hilfe einiger Maßnahmen können Sie nicht nur die Wahrscheinlichkeit der Empfängnis erhöhen, sondern auch dafür sorgen, daß Sie ein normales und gesundes Kind zur Welt bringen. Im Idealfall sollten Sie und Ihr Partner sich schon vor der Empfängnis auf die Schwangerschaft einstellen und über alle Aspekte gründlich informieren. Halten Sie sich schon frühzeitig fit, und essen Sie vernünftig, so sorgen Sie dafür, daß das Baby in Ihrem Bauch später all das bekommt, was es für seine Entwicklung benötigen wird. Es mag andere Faktoren geben, die die Gesundheit Ihres Babys beeinflussen könnten; sind Sie beispielsweise gegen Röteln geimpft worden? Nutzen Sie die Zeit vor einer Schwangerschaft, um solche und andere Risiken zu bedenken und um sich davor zu schützen.

Checkliste für die Schwangerschaft

Verwenden Sie die Fragen als Checkliste, wenn Sie schwanger werden wollen oder wenn Sie festgestellt haben, daß Sie schon schwanger sind. Einige der Fragen werden auf Sie nicht zutreffen, doch es ist wichtig, daß Sie sich mit allen auseinandersetzen. Sprechen Sie sie auch mit Ihrem Partner durch. Bei Problemen sollten Sie sich an Ihren Arzt wenden.

Sind Sie gegen Röteln immun?
Röteln können den Embryo schwer schädigen, besonders wenn sie in der frühen Phase einer Schwangerschaft auftreten, während der sich die inneren Organe ausbilden. Vor einer Schwangerschaft sollten Sie deshalb Ihren Arzt darum bitten, mit Hilfe eines Bluttests festzustellen, ob Sie immun sind. Wenn nicht, erhalten Sie eine Impfung. Machen Sie den Test frühzeitig, denn die Impfung sollte etwa drei Monate vor einer Schwangerschaft gemacht werden.

Gibt es in Ihrer Familie oder in der Ihres Partners Erbkrankheiten?
Manche Leiden, wie beispielsweise die Bluterkrankheit, sind ererbt. Wenn Sie oder Ihr Partner einen nahen Verwandten mit einer Erbkrankheit haben, dann besteht eine gewisse Wahrscheinlichkeit, daß diese auch bei Ihrem Baby auftritt. Sprechen Sie in einem solchen Fall vor einer Schwangerschaft mit Ihrem Arzt. Er wird Sie eventuell an eine genetische Beratungsstelle verweisen, die Ihnen genauere Auskünfte über die Risiken geben kann.

In der Regel besteht eine große Wahrscheinlichkeit, daß eine Erbkrankheit auftritt, wenn beide Eltern Träger der Krankheitsanlagen sind. Allerdings ist Vererbung auch einseitig möglich.

Leiden Sie an einer dauerhaften Krankheit?
Wenn Sie an einer Krankheit wie Diabetes oder Epilepsie leiden, dann sollten Sie Ihren Arzt vor einer Schwangerschaft um Rat fragen. Eventuell wird der Arzt Ihre Medikation ändern, weil die gewohnten Mittel die Entwicklung des Embryos stören oder weil sie eine Schwangerschaft verhindern könnten.

Frage & Antwort

Welches ist das günstigste Alter, um ein Baby zu bekommen?
Heutzutage entscheiden sich viele Frauen erst dann für ein Baby, wenn sie sich materiell und emotional reif genug fühlen. Doch das beste Alter ist irgendwo zwischen zwanzig und dreißig. Ist die Mutter älter als 35, steigen die Risiken, allerdings nur dann, wenn sie nicht gesund und fit ist. Frauen unter 18 Jahren haben eher Totgeburten oder ein Baby mit sehr geringem Geburtsgewicht. Allerdings können regelmäßige Kontrolluntersuchungen die Risiken erheblich vermindern.

Haben Sie die Pille genommen?
Sie sollten die Pille einige Zeit vor der geplanten Schwangerschaft absetzen, damit sich Ihr Körper auf seinen normalen Zyklus umstellen kann. Warten Sie drei Perioden ab, bevor Sie versuchen schwanger zu werden. (Verwenden Sie während dieser Zeit Kondome oder ein Diaphragma.) Werden Sie innerhalb dieser Zeit schwanger, ist es schwieriger, den voraussichtlichen Geburtstermin zu errechnen.

Gibt es an Ihrem Arbeitsplatz Risikofaktoren?
Wenn Sie oder Ihr Partner mit Chemikalien, bestimmten Metallen (z. B. Blei) oder Strahlen arbeiten, so kann dies die Empfängnis oder die Entwicklung des Embryos stören. Heutzutage stehen sogar schon Bildschirme von Personal-Computer-Systemen im Verdacht, gewisse Schädigungen zu bewirken. Aber auch der Umgang mit schweren Lasten birgt Risiken. Sprechen Sie vorher mit Ihrem Arzt. Unter Umständen wird er Ihnen raten, vor einer Schwangerschaft den Arbeitsplatz zu wechseln oder zumindest bestimmte Risiken zu meiden. Sind Sie schon schwanger, so sollten Sie diese Belastungen vermeiden. Falls vorhanden, wird Ihnen der Betriebsrat helfen können.

VORBEREITUNG VON SCHWANGERSCHAFT UND GEBURT

Wieviel wiegen Sie?
Idealerweise sollte Ihr Gewicht etwa sechs Monate vor der Schwangerschaft normal sein. Sind Sie zu diesem Zeitpunkt deutlich über- oder untergewichtig, sollten Sie Ihren Arzt um Rat fragen. Während der Schwangerschaft dürfen Sie ohne ärztliche Kontrolle keine Diät machen, Sie könnten sonst dem Embryo notwendige Nährstoffe vorenthalten.

Ernähren Sie sich gesund?
Durch eine gesunde und ausgeglichene Kost, die viele frische Zutaten enthält, können Sie während der Schwangerschaft die Entwicklung des Babys positiv beeinflussen.

Rauchen oder trinken Sie?
Sobald Sie eine Schwangerschaft planen, sollten Sie das Rauchen und Trinken einstellen. Nikotin und Alkohol können bei Männern und Frauen die Zeugungsfähigkeit erheblich beeinträchtigen. Und sie können auch den Embryo schwer schädigen.

Haben Sie genug Bewegung?
Halten Sie sich täglich mindestens 20 Minuten lang fit. Ideal sind Spaziergänge oder Schwimmen.

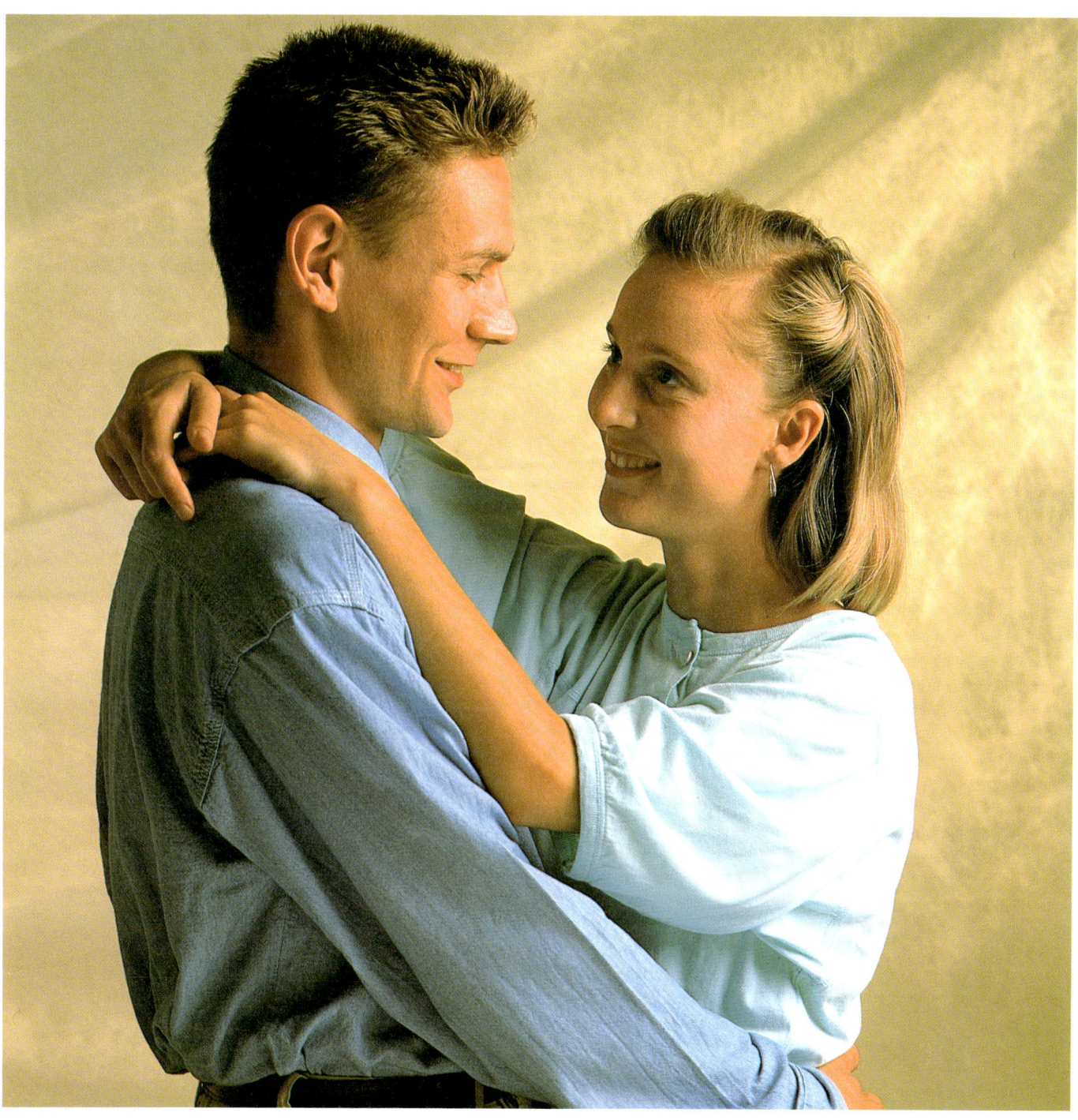

Schwangerschaftskalender

Auf den folgenden Seiten ist die fortschreitende Schwangerschaft einer Frau beschrieben. Dabei wird auf die Veränderungen eingegangen, die auch Sie am eigenen Körper und an den eigenen Gefühlen bemerken werden. Und zugleich wird die Entwicklung des Babys von der Zeugung bis zur Geburt dargestellt. Sie erhalten Ratschläge für die jeweilige Schwangerschaftsphase sowie Antworten auf viele Ihrer möglichen Fragen und Sorgen. Bei jedem Schwangerschaftsmonat wird mindestens ein wichtiger Aspekt der Schwangerschaft zusätzlich behandelt, wie zum Beispiel Kurse für werdende Mütter oder die richtige Größe eines Still-BHs. Da keine Schwangerschaft der anderen gleicht, sollten Sie nicht überrascht sein, wenn beschriebene Entwicklungen bei Ihnen nicht zur angegebenen Zeit eintreten: Ihre Gewichtszunahme wird wahrscheinlich anders verlaufen als beschrieben. Im dargestellten Kalender wird die Schwangerschaft vom ersten Tag der letzten Menstruation an gerechnet, so daß Sie zwei Wochen nach der Befruchtung schon in der vierten Schwangerschaftswoche sind.

Sie werden schwanger

Wenn Sie schwanger werden wollen, sollten Sie darauf achten, daß Ihr Lebensstil nichts beinhaltet, was dem Baby schaden könnte. Die wichtigsten Organe Ihres Babys entwickeln sich in den ersten drei Monaten, und seine Gesundheit nimmt dann am ehesten Schaden. Sie werden nach der Befruchtung wahrscheinlich bald wissen oder vermuten, daß Sie schwanger sind, denn es gibt einige Anzeichen wie geschwollene Brüste und Morgenübelkeit. Die meisten Veränderungen werden durch die ständige Zunahme Ihres Hormonspiegels in den ersten Schwangerschaftswochen bewirkt, während Ihr Körper sich auf die Ernährung des Babys vorbereitet. Die ersten damit verbundenen Beschwerden lassen nach oder verschwinden sogar ganz nach der 12. Woche. Trotzdem sollten Sie jetzt nicht alte Gewohnheiten, wie etwa das Rauchen, wieder aufnehmen.

FRÜHE ANZEICHEN EINER SCHWANGERSCHAFT

Eine Schwangerschaft läßt sich an einem oder mehreren Zeichen erkennen. Anfangs werden Sie sie zunächst vielleicht gar nicht bemerken, aber Sie »wissen« trotzdem, daß Sie schwanger sind, weil Sie sich »anders« fühlen.
▶ Ausbleiben der Menstruation – wenn Ihre Perioden aber unregelmäßig sind, Sie nervös, krank oder viel beschäftigt sind, können Sie sich nicht hiernach richten. Es ist ebenso möglich, daß Sie nach der Befruchtung zur erwarteten Zeit Ihrer Periode eine leichte Blutung haben.
▶ Vergrößerte, empfindliche Brüste.
▶ Metallgeschmack im Mund.
▶ Schwäche- oder sogar Schwindelgefühle.
▶ Vermehrter Ausfluß.
▶ Übelkeit und möglicherweise Erbrechen, zu jeder Tageszeit.
▶ Abneigung gegenüber bestimmten Dingen wie Alkohol, Kaffee oder Zigarettenrauch und Vorliebe für andere.
▶ Verstärkte Gefühlsneigungen aufgrund hormoneller Änderungen.
▶ Verstärkter Harndrang.

SCHWANGERSCHAFTSTESTS

Lassen Sie die Schwangerschaft so früh wie möglich bestätigen. Ihr Arzt kann einen Urintest vornehmen. Ungefähr zwei Wochen nach dem ersten Tag der ausgebliebenen Periode tritt im Urin ein bestimmtes Hormon auf, das eine Schwangerschaft nachweist. Sie können auch einen Test in der Apotheke kaufen und ihn selbst zu Hause durchführen. Nachdem Ihre Periode zweimal ausgeblieben ist, kann der Arzt Ihre Schwangerschaft durch eine vaginale Untersuchung bestätigen.

SCHWANGERSCHAFTSTESTS FÜR DEN HAUSGEBRAUCH

Diese Tests enthalten alle eine chemische Lösung, die mit einigen Tropfen Urin vermischt wird. Nehmen Sie hierzu eine Probe des Morgenurins. Bestimmte Faktoren, wie beispielsweise Farbveränderungen, können auf eine Schwangerschaft hindeuten. Tests dieser Art sind relativ zuverlässig, wenn die Anleitungen sorgfältig befolgt werden. Sie können aber auch zu falschen Ergebnissen führen. Lassen Sie eine Schwangerschaft deswegen immer vom Arzt bestätigen.

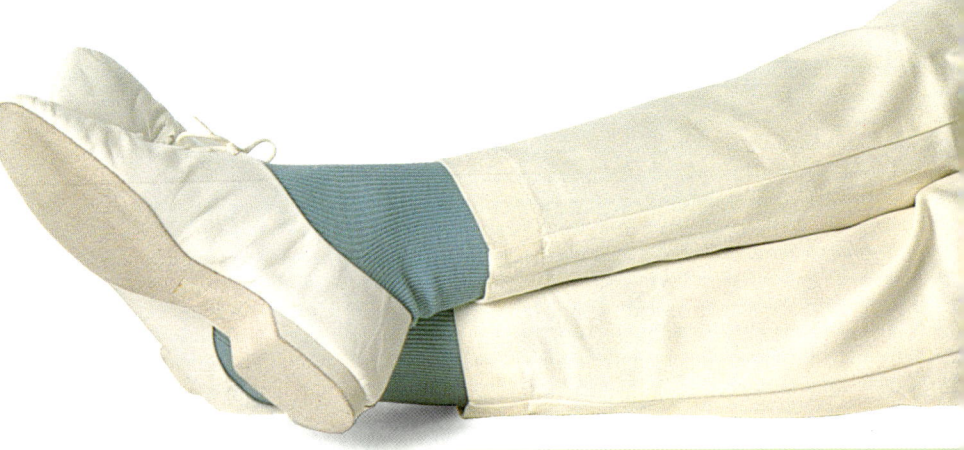

SCHWANGERSCHAFTSDAUER

Von der Befruchtung bis zur Geburt dauert eine Schwangerschaft ungefähr 266 Tage. Eine Befruchtung ist während des Eisprungs am wahrscheinlichsten. Bei einem normalen 28tägigen Zyklus findet der Eisprung ungefähr 14 Tage vor der nächsten Periode statt, so daß Ihr Entbindungstermin ungefähr 280 Tage (266 plus 14) nach dem ersten Tag der letzten Menstruation liegt. Dieser Termin dient aber nur als Richtwert. Obwohl die durchschnittliche Schwangerschaft 40 Wochen dauert, kann eine normale Schwangerschaft zwischen 38 und 42 Wochen dauern.

WAS SIE VERMEIDEN SOLLTEN

Während der ganzen Schwangerschaft, besonders aber während der ersten drei Monate, sollten Sie auf Zigaretten, Alkohol und alle Medikamente verzichten, die für Schwangere nicht empfohlen sind.

Rauchen

Das Rauchen entzieht dem Embryo Sauerstoff. Die Babys von Raucherinnen sind eher Frühgeburten und haben ein geringeres Geburtsgewicht. Das Risiko einer Fehl- oder Totgeburt oder einer Mißbildung beim Kind ist bei Raucherinnen höher. Je mehr Sie rauchen, desto höher ist das Risiko für Ihr Baby. Hören Sie also ganz auf. Wenn Sie es nicht schaffen, das Rauchen ganz aufzugeben, dann versuchen Sie alles, Ihr Rauchen zu reduzieren. Rauchen Sie Zigaretten mit dem niedrigsten Teer- oder Nikotingehalt. Rationieren Sie die Zigaretten, die Sie jeden Tag rauchen dürfen. Inhalieren Sie den Rauch nicht, und rauchen Sie jede Zigarette nur zur Hälfte. Auch das passive Rauchen, d.h. das Inhalieren des Zigarettenrauchs anderer, ist schädlich. Überreden Sie Ihren Partner also auch zur Aufgabe des Rauchens.

Alkohol

Der übermäßige Genuß von Alkohol während der Schwangerschaft kann die Entwicklung des Babys ernsthaft beeinträchtigen. Nach dem heutigen Wissensstand kann man nicht sagen, ob und welche Mengen Alkohol unbedenklich sind. Es ist deshalb vernünftig, während der Schwangerschaft überhaupt nicht zu trinken. Läßt es sich nicht umgehen, dann sollten Sie höchstens zweimal pro Woche zwei Gläser Wein oder Bier trinken.

Medikamente

Viele Medikamente können die Entwicklung des Babys negativ beeinflussen. Nehmen Sie deshalb keine Medikamente, es sei denn, sie sind von einem Arzt verschrieben, der weiß, daß Sie schwanger sind. Das bezieht sich auch auf frei erhältliche Medikamente gegen Grippe oder Kopfschmerzen. Müssen Sie Medikamente wegen einer chronischen Krankheit nehmen (z.B. Diabetes oder Rheuma), so müssen Sie dies mit Ihrem Arzt besprechen.

Andere Risiken

Der Kot von Katzen und Hunden, aber auch rohes oder nicht vollständig durchgegartes Fleisch können den Erreger der Toxoplasmose enthalten, einer Infektionskrankheit, die das ungeborene Kind schwer schädigen kann. Essen Sie nur vollständig durchgegartes Fleisch; waschen Sie sich die Hände, nachdem Sie rohes Fleisch verarbeitet haben. Leeren Sie nicht selber das Katzenklo (falls es sich nicht umgehen läßt, tragen Sie Handschuhe und waschen Sie sich anschließend die Hände). Tragen Sie bei der Gartenarbeit Handschuhe. Waschen Sie Obst und Gemüse vor dem Verzehr gründlich.

Der Beginn des Lebens

Während der ersten acht Wochen der Schwangerschaft entwickelt sich das Baby von einer einzigen Zelle bei der Befruchtung zu einem Embryo mit menschlicher Gestalt.

BEFRUCHTUNG BIS VIERTE WOCHE

1 Der Eisprung
Ungefähr am 14. Tag Ihres Zyklus wird eine reife Eizelle von einem der Eierstöcke freigesetzt, und eine Befruchtung kann stattfinden. Die Eizelle wird vom trichterförmigen Ende des Eileiters aufgefangen und durch Muskelkontraktionen vorwärts bewegt. Die herangereifte Eizelle kann bis zu 24 Stunden überleben; wird sie nicht befruchtet, geht sie bei Ihrer nächsten Menstruation aus dem Körper ab.

Der Weg des Samens
Beim Geschlechtsverkehr gelangen etwa 200 bis 400 Millionen Samenzellen in die Scheide. Viele werden aus dem Körper wieder ausgeschieden. Der Rest schwimmt durch den Muttermund, der während des Eisprungs durchlässiger geworden ist, überquert die Gebärmutter und gelangt schließlich in den Eileiter. Die Samenzellen bleiben dort bis zu 48 Stunden befruchtungsfähig.

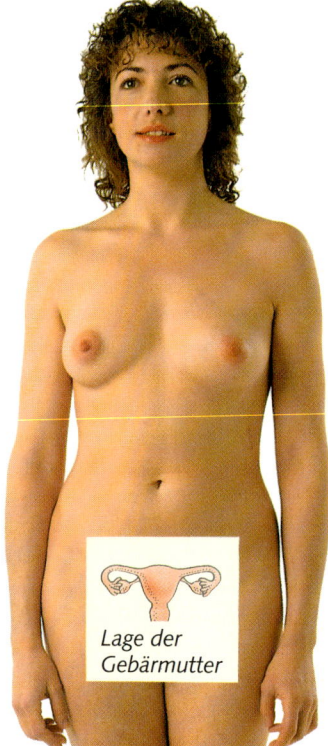

Lage der Gebärmutter

5 Einnisten
Am Ende der dritten Schwangerschaftswoche beginnt der Zellball, sich in die weiche dicke Schleimhaut der Gebärmutter einzupflanzen. Diesen Vorgang bezeichnet man als Einnisten. Sobald der Zellball hier fest verankert ist, ist die Befruchtung vollendet. Schwammähnliche Finger an den äußeren Zellen des Zellballs, man nennt ihn jetzt »Embryo«, graben sich tief in die Gebärmutterschleimhaut ein, um eine Verbindung zum mütterlichen Blutkreislauf herzustellen. Aus diesen Verbindungen bildet sich später die Plazenta. Einige Zellen entwickeln sich zur Nabelschnur und zur Membrane, die das Baby schützt. Die inneren Zellen teilen sich in drei Schichten, aus denen sich alle Körperteile entwickeln.

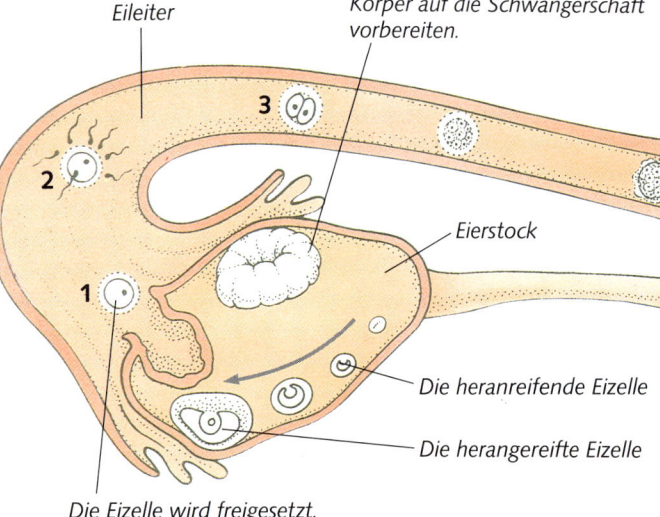

Eileiter

Gelbkörper (Corpus luteum) produziert Hormone, die Ihren Körper auf die Schwangerschaft vorbereiten.

Eierstock

Gebärmutter

Die heranreifende Eizelle

Die herangereifte Eizelle

Die Eizelle wird freigesetzt.

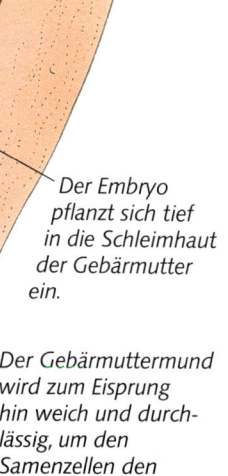

Der Embryo pflanzt sich tief in die Schleimhaut der Gebärmutter ein.

Der Gebärmuttermund wird zum Eisprung hin weich und durchlässig, um den Samenzellen den Durchgang zu erleichtern.

2 Befruchtung
Samenzellen enthalten eine Substanz, die ihnen das Eindringen in die Eizelle ermöglicht. Sobald eine erfolgreiche Samenzelle in der Eizelle ist, können die anderen nicht mehr eindringen. Die Samenzelle verliert Körper und Schwanz, der Kopf schwillt an und vereinigt sich mit der Eizelle, um eine einzige neue Zelle zu bilden.

3 Die Zelle teilt sich
Die befruchtete Zelle fängt sofort an, sich zu teilen. Auf seinem Weg durch den Eileiter teilt sich das Ei immer wieder.

4 Erreichen der Gebärmutter
Ungefähr vier Tage nach der Befruchtung erreicht das Ei die Gebärmutter. Es ist bereits ein runder Ball, der aus über 100 Zellen besteht. In der Mitte befindet sich eine mit Flüssigkeit gefüllte Aushöhlung. Noch kann man das Ei mit bloßem Auge nicht sehen. Einige Tage lang ist der Zellball in der Gebärmutter frei beweglich.

SCHWANGERSCHAFTSKALENDER

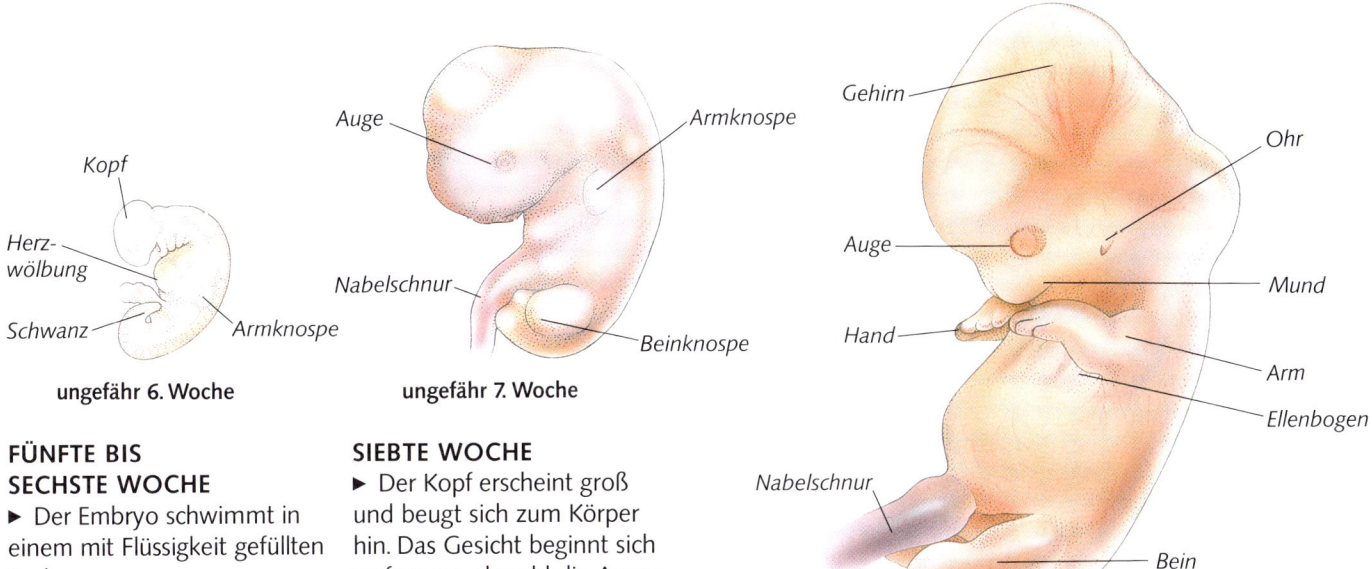

ungefähr 6. Woche

ungefähr 7. Woche

ungefähr 8. Woche

FÜNFTE BIS SECHSTE WOCHE
▶ Der Embryo schwimmt in einem mit Flüssigkeit gefüllten Sack.
▶ Das Gehirn, die Wirbelsäule und das Nervensystem beginnen sich zu entwickeln.
▶ Am Kopf sind vier flache Einbuchtungen, später Augen und Ohren.
▶ Das Verdauungssystem, der Mund und Kiefer beginnen sich zu entwickeln.
▶ Der Magen und der Brustkorb entwickeln sich. Das Herz ist als Wölbung vorn am Brustkorb zu erkennen; am Ende der 6. Woche beginnt es zu schlagen.
▶ Ein System von Blutadern entwickelt sich.
▶ Vier kleine Knospen haben sich entwickelt, später entwickeln sich daraus Arme und Beine.

Länge: Der Embryo ist nun 6 mm lang, etwa so lang wie ein Apfelkern.

SIEBTE WOCHE
▶ Der Kopf erscheint groß und beugt sich zum Körper hin. Das Gesicht beginnt sich zu formen, obwohl die Augen noch seitlich liegen und verschlossen sind. Schwarzes Pigment ist unter der Haut auf den Augen sichtbar.
▶ Arme und Beine sind zu erkennen. Sie haben Einbuchtungen an den Enden, aus denen später Finger und Zehen entstehen.
▶ Das Herz versorgt den Körper des Embryos mit Blut.
▶ Der Umriß des Nervensystems ist schon fast ganz fertig.
▶ Die Entwicklung von Knochenzellen beginnt.
▶ Der Embryo hat Lungen, Darm, Leber, Nieren und innere Geschlechtsorgane, die aber noch nicht völlig entwickelt sind.

Länge: Der Embryo ist nun 13 mm lang, ungefähr so groß wie eine kleine Weintraube.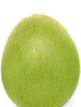

ACHTE WOCHE
▶ Der Embryo wird von nun an als Fetus bezeichnet.
▶ Die wichtigsten inneren Organe sind vorhanden, obwohl noch in einfacher Form und vielleicht noch nicht an der endgültigen Stelle.
▶ Das Gesicht ist erkennbar: Die Nase scheint eine Spitze und Nasenlöcher aufzuweisen, die zwei Kieferseiten haben den Mund gebildet, und die Zunge ist vorhanden.
▶ Das Innenohr, für das Gleichgewichtsgefühl und Hörvermögen verantwortlich, entwickelt sich.
▶ Finger und Zehen werden deutlicher, obwohl sie noch durch Haut verbunden sind.
▶ Arme und Beine sind länger geworden; Schultern, Ellbogen, Hüfte und Knie sind erkennbar.
▶ Das Baby bewegt sich viel, obwohl Sie es noch nicht spüren.

Länge: Das Baby ist nun 2,5 cm lang, ungefähr so groß wie eine Erdbeere.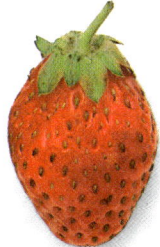

ZWILLINGE
Ungefähr eine von 80 Schwangerschaften ist eine Zwillingsschwangerschaft.
Zweieiige Zwillinge entstehen aus zwei Eizellen, die von zwei Samenzellen befruchtet wurden. Sie treten dreimal häufiger auf als eineiige Zwillinge. Jeder zweieiige Zwilling hat seine eigene Plazenta. Die Geschwister müssen nicht das gleiche Geschlecht haben und sind sich nicht ähnlicher als andere Geschwister auch. **Eineiige Zwillinge** entwickeln sich aus nur einer befruchteten Eizelle, die sich in zwei separate Zellen geteilt hat. Jede dieser beiden entwickelt sich zu genetisch identischen Babys. Sie haben immer das gleiche Geschlecht und gleichen sich vollkommen.

Frage & Antwort

Kann ich das Geschlecht des Babys beeinflussen?
Das Geschlecht wird von der männlichen Samenzelle bestimmt, die entweder männlich oder weiblich sein kann. Untersuchungen lassen vermuten, daß männliche Samenzellen zwar schneller schwimmen, aber kürzer befruchtungsfähig bleiben als weibliche. Sie können also die Chancen, einen Jungen zu bekommen, erhöhen, wenn Sie zum Zeitpunkt Ihres Eisprungs (also 14 Tage vor Ihrer nächsten Periode) Geschlechtsverkehr haben.

ALLES ÜBER SCHWANGERSCHAFT UND GEBURT

12. Woche

Das Baby sieht nun sehr menschlich aus, obwohl sein Kopf noch verhältnismäßig groß ist und die voll ausgeformten Arme und Beine sehr klein sind. Die Beschwerden der ersten Schwangerschaftswochen lassen allmählich nach. Sie sollten nun die erste Vorsorgeuntersuchung machen lassen.

Gewöhnen Sie sich jetzt schon an, immer gerade zu stehen, dies wird Ihnen in der späteren Schwangerschaft helfen.

Lage des Babys in der Gebärmutter

Siehe auch:
*Vorsorge-
untersuchungen*
Seite 30 bis 32
*Schwangerschafts-
gymnastik*
Seite 41 bis 43
Gesunde Ernährung
Seite 46 bis 49
Harndrang
Seite 37
Morgenübelkeit
Seite 37
Schwangerschafts-BH
Seite 19
Schützen Sie Ihre Wirbelsäule
Seite 40

■ VERÄNDERUNGEN BEI IHNEN ■

▶ Sie werden wahrscheinlich feststellen, daß Sie nicht mehr so häufig Wasser lassen müssen wie in den ersten Wochen.
▶ Sie mögen noch aufgrund hormoneller Veränderungen leicht erregbar sein und lassen sich durch Kleinigkeiten aus der Fassung bringen.
▶ Verstopfung könnte ein Problem sein, da während einer Schwangerschaft die Darmtätigkeit verlangsamt wird.
▶ Die Blutmenge in Ihrem Körper vermehrt sich, so daß Lunge, Nieren und Herz schwerer arbeiten müssen.

Ihre Brüste sind schwerer und vielleicht empfindlicher geworden.

Ihre Figur wird sich wahrscheinlich noch nicht verändert haben.

Die Gebärmutterdecke kann knapp oberhalb Ihres Beckenknochens getastet werden.

Die äußeren Ohren sind gut entwickelt.

Winzige Finger und Zehen sind ausgebildet.

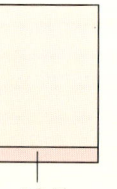

Ihre Gewichtszunahme in den ersten drei Monaten
Wenn Sie nicht häufig brechen mußten, können Sie ein bis eineinhalb Kilogramm zugenommen haben, ungefähr 10 % der gesamten Gewichtszunahme in der Schwangerschaft.

10 %

Ihr Baby
Länge 6,5 cm
Gewicht 18 g

SCHWANGERSCHAFTSKALENDER

WAS ZU TUN IST

▶ Kaufen Sie einen guten Stützbüstenhalter.
▶ Achten Sie auf eine ausgewogene, gesunde Ernährung.
▶ Schützen Sie sich vor Verstopfung, indem Sie viel Wasser trinken und ballaststoffreiche Nahrungsmittel essen.
▶ Lassen Sie sich einen Termin beim Zahnarzt geben.
▶ Informieren Sie ihren Arbeitgeber über Ihre Schwangerschaft, damit Sie Ihre gesetzlichen Rechte in Anspruch nehmen können.
▶ Lassen Sie die erste Vorsorgeuntersuchung machen.
▶ Informieren Sie sich bei der Krankenkasse über Schwangerschaftsleistungen.
▶ Treiben Sie regelmäßig Schwangerschaftsgymnastik. Gehen Sie schwimmen.
▶ Informieren Sie sich über das Angebot von Schwangerschafts- und Babypflegekursen in Ihrer Nähe.

Schwangerschaftskurse

Es gibt viele verschiedene Arten von Schwangerschaftskursen, und es lohnt sich, vorher abzuwägen, welche am besten zu Ihnen und Ihrem Partner passen. Sie können einige Kurse während der ganzen Schwangerschaftsdauer besuchen – zum Beispiel Gymnastik oder Yoga – andere beginnen 10 bis 12 Wochen vor dem errechneten Entbindungstermin.

KURSAUSWAHL
Verschiedene Kurse betonen unterschiedliche Aspekte der Schwangerschaft. Wählen Sie also einen Kurs aus, der auf die für Sie interessantesten Aspekte eingeht. Kurse werden von Krankenhäusern und Hebammen sowie von verschiedenen Kirchen und anderen Organisationen angeboten.

Krankenhauskurse
Diese Kurse sind eine wertvolle Informationsquelle über die Richtlinien und Praktiken des jeweiligen Krankenhauses, in dem Sie entbinden möchten. Sie werden von der Krankenkasse bezahlt. Sie beinhalten meist auch eine Führung durch Kreißsäle und Entbindungsstation. Der Hauptnachteil dieser Kurse ist, daß sie meist sehr voll sind und ein Eingehen auf individuelle Fragen kaum möglich ist.

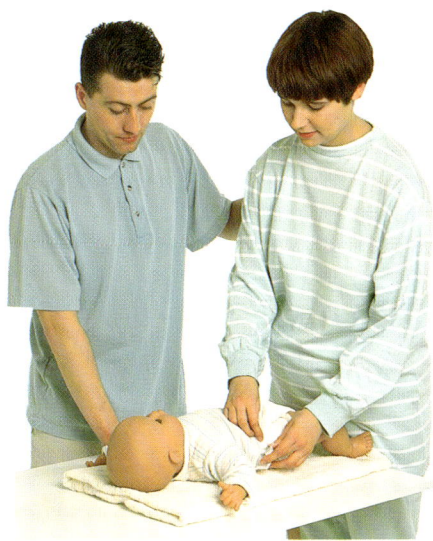

Es ist nicht nur hilfreich, sondern macht auch Spaß, Säuglingspflege in einem Kurs zu erlernen.

Andere Kurse
Weitere Kurse werden von den Volkshochschulen und den Kirchen angeboten. Sie finden meist in einem kleineren, freundlicheren Rahmen statt. Sie sind ein guter Treffpunkt, um mit anderen Schwangeren Kontakt aufzunehmen. Diese Kurse können sich mit Säuglingspflege oder verschiedenen Geburtsmethoden befassen. Möglicherweise werden die Entbindungseinrichtungen verschiedener Krankenhäuser besichtigt. Ihr Partner wird oft an diesen Kursen teilnehmen können. Andere Kurse befassen sich hauptsächlich mit Schwangerschaftsgymnastik und Entspannungstechniken, die während der Geburt hilfreich sein können.

IHR WACHSENDES BABY

▶ Alle inneren Organe sind geformt und arbeiten bereits, so daß sie nur noch in seltenen Fällen durch Infektionen oder Medikamente geschädigt werden können.
▶ Geschlossene Augenlider sind erkennbar.
▶ Die äußeren Teile der Ohren sind gut ausgebildet.
▶ Die Glieder sind voll geformt, mit Fingern und Zehen.
▶ Winzige Finger- und Zehennägel beginnen zu wachsen.
▶ Muskeln entwickeln sich, so daß sich das Baby viel häufiger bewegt. Es kann Fäuste machen und die Zehen anziehen und spreizen.
▶ Es kann die Muskeln um den Mund herum bewegen, den Mund öffnen und schließen.
▶ Es kann schlucken, nimmt Fruchtwasser auf und scheidet Urin aus.

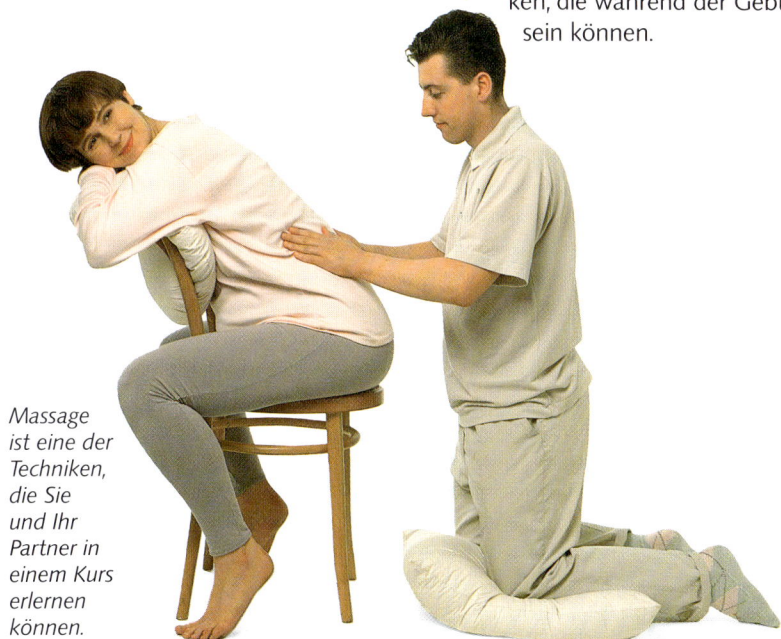

Massage ist eine der Techniken, die Sie und Ihr Partner in einem Kurs erlernen können.

14 ALLES ÜBER SCHWANGERSCHAFT UND GEBURT

16. Woche

Sie sind nun im mittleren Schwangerschaftsdrittel und sollten sich kräftig und wohl fühlen. Jetzt sieht man Ihnen die Schwangerschaft auch an. Sie werden größere, lockere Bekleidung brauchen. Das Baby ist nun voll ausgebildet und wird seit der 14. Woche über die Plazenta ernährt. Während der restlichen Schwangerschaftszeit wächst und reift es weiter, bis es in der Lage ist, unabhängig vom Organismus der Mutter leben zu können.

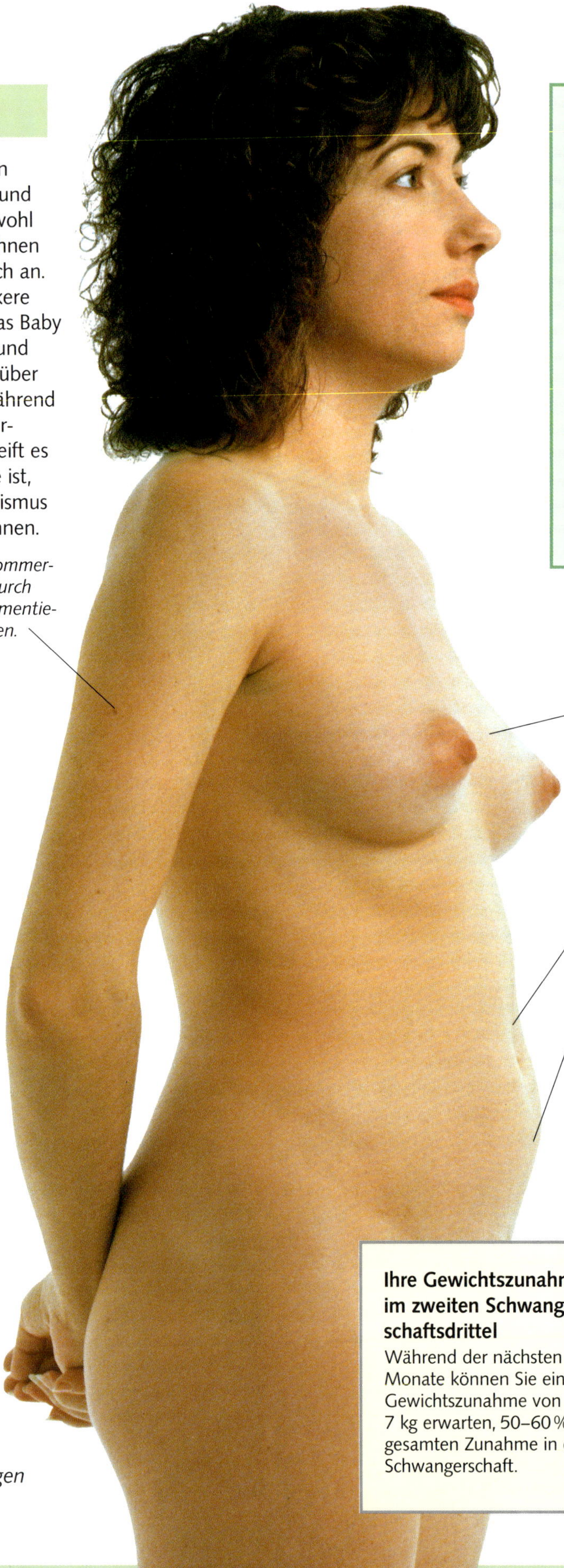

Muttermale und Sommersprossen können durch vermehrte Hautpigmentierung dunkler werden.

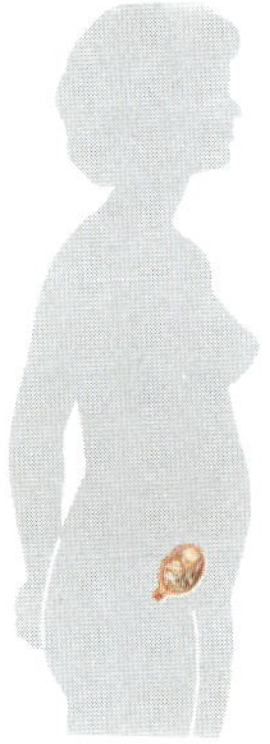

Lage des Babys in der Gebärmutter

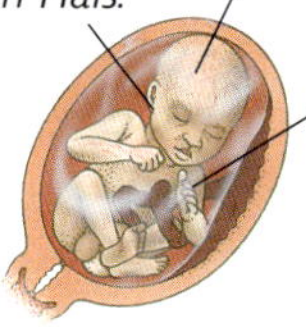

Siehe auch:
AFP-Test
Seite 33
Amniozentese
Seite 33
Gesunde Ernährung
Seite 46 bis 49
Entspannung und Atemtechniken
Seite 44 bis 45
Veränderung der Haut
Seite 17
Rauchen
Seite 9
Vitaminzusätze
Seite 48
Ultraschalluntersuchungen
Seite 33

■ VERÄNDERUNGEN BEI IHNEN

▶ Sie sollten sich wohler fühlen.
▶ Sie werden eine wachsende Unruhe und Aufregung spüren.
▶ Eventuell treten Veränderungen Ihrer Hautpigmentierung auf: Die Brustwarzen und ihre Umgebung sind dunkler geworden, und eine senkrecht verlaufende dunkle Linie (Linea nigra) kann in der Bauchmitte erscheinen. Sie verblaßt bald nach der Geburt.
▶ Zusammen mit dem Baby wächst Ihr Appetit.
▶ Ihre normale Bekleidung wird wahrscheinlich schon etwas eng sein.

Ihre Brüste können noch ihre normale Größe haben: Im Laufe der nächsten Wochen werden sie anwachsen.

Ihre Taille beginnt zu verschwinden.

Ihre Schwangerschaft zeigt sich als eine Wölbung des Bauchs.

Das Baby hat nun einen Hals.

Sein Kopf erscheint zu groß für seinen Körper.

Seine Finger weisen schon ihre einzigartigen Fingerabdruckmuster auf.

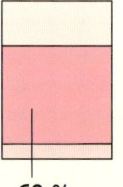

Ihre Gewichtszunahme im zweiten Schwangerschaftsdrittel
Während der nächsten drei Monate können Sie eine Gewichtszunahme von 5 bis 7 kg erwarten, 50–60 % der gesamten Zunahme in der Schwangerschaft.

60 %

Ihr Baby
Länge 16 cm
Gewicht 135 g

SCHWANGERSCHAFTSKALENDER

■ WAS KÖNNEN SIE TUN? ■

▶ Geben Sie das Rauchen auf, wenn Sie es bis jetzt nicht getan haben.
▶ Ihr Appetit ist angestiegen, vermeiden Sie es trotzdem, zuviel und zu ungesund zu essen. Achten Sie auf Ihre Gewichtsveränderungen!
▶ Nehmen Sie die vom Arzt verschriebenen Eisen- und Folsäurepräparate, falls Ihnen nicht schlecht ist. Nehmen Sie die Mittel nach dem Essen.
▶ Bei der Vorsorgeuntersuchung wird jetzt in der Regel eine Ultraschalluntersuchung durchgeführt und ein Bluttest angeboten. Falls ein Verdacht auf eine Abnormität beim Fetus besteht, wird um diese Zeit auch eine Amniozentese durchgeführt.

■ VERÄNDERUNGEN BEIM BABY ■

▶ Augenbrauen und Lider haben sich entwickelt, das Baby hat feines, daunenartiges Haar (Lanugo-Haar) im Gesicht und auf dem Körper.
▶ Seine Haut ist dünn und transparent. Darunter ist ein Netzwerk von Blutgefäßen sichtbar.
▶ In den Armen und Beinen haben sich Gelenke entwickelt, die harten Knochen entstehen.
▶ Die sexuellen Organe haben sich so weit entwickelt, daß sich sein Geschlecht bestimmen läßt, allerdings wird dies im Ultraschallbild nicht immer sichtbar.
▶ Seine Atembewegungen werden durch Bewegungen des Brustkorbs deutlich.
▶ Es kann am Daumen lutschen.
▶ Es kann sich heftig bewegen, allerdings werden Sie noch kaum etwas davon bemerken.
▶ Sein Herz schlägt etwa doppelt so schnell wie Ihr eigenes. Nach der 14. Woche kann der Arzt den Herzschlag hören und verstärken.
▶ Das Baby wächst in diesem Monat enorm.

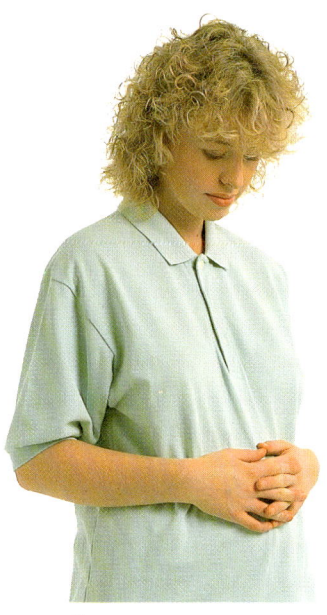

Gemischte Gefühle

Sie und Ihr Partner werden eine Vielzahl gemischter Gefühle über die Schwangerschaft haben. Stimmungshochs werden von Tiefs abgelöst. Sie solllen versuchen, negative Gefühle nicht zu verdrängen, sondern zu akzeptieren. Nach der Geburt werden sie wahrscheinlich verschwinden.

Am besten gehen Sie mit Ihren Sorgen über das Baby oder über die neue Rolle als Eltern um, wenn Sie mit Ihrem Partner darüber sprechen. Versuchen Sie auch, möglichst viel über Schwangerschaft zu erfahren, so verstehen Sie besser die Veränderungen, die während dieser Zeit mit Ihnen vorgehen.

Sie selbst
Es ist ganz natürlich, daß Ihre Gefühle der Freude und Erwartung manchmal durch negative Gedanken überschattet werden. Sie fragen sich beispielsweise, ob Sie das Baby werden lieben können. Ist es aber erst einmal geboren, dann wird sich das Gefühl der Liebe von ganz allein einstellen. Manchmal fühlen Sie sich niedergeschlagen, weil sich die Form Ihres Körpers so deutlich verändert. Doch nach der Geburt werden alle körperlichen Veränderungen wieder verschwinden, und mit ein bißchen Gymnastik werden Sie auch wieder Ihre normalen Formen zurückerlangen.

Ihr Partner
Wenn er das Baby zum ersten Mal auf dem Ultraschallbild sehen kann, wird es für ihn zur Realität. Bis jetzt hat er vielleicht das Gefühl gehabt, am Rand zu stehen. Und vielleicht war er sogar eifersüchtig auf das Baby, das jetzt so viel Aufmerksamkeit bekommt. Jetzt sollte es ihm leichter möglich sein, ein positives Bild von der gemeinsamen Zukunft zu gewinnen.

Sie beide
Es ist ganz normal, daß Sie sich auf das Baby freuen, sich aber zugleich Sorgen darüber machen, daß Sie überhaupt nicht auf Ihre Rolle als Eltern vorbereitet sind. Wenn Sie Angst vor den Wehen und der Geburt haben, so sollten Sie (beide) Atemtechniken üben, die Ihnen die Geburt erleichtern.

Frage & Antwort

Ist das Baby gesund?
Die Risiken, daß ein Baby nicht gesund zur Welt kommt, sind heute gering. Die meisten Fehlentwicklungen tauchen in den ersten Wochen auf und führen zu Fehlgeburten. Um die 13. Woche ist das Baby weitestgehend entwickelt, und nur weniges kann jetzt noch schiefgehen. Wenn Sie für einen gesunden Lebenswandel sorgen, können Sie die Risiken noch weiter verringern.

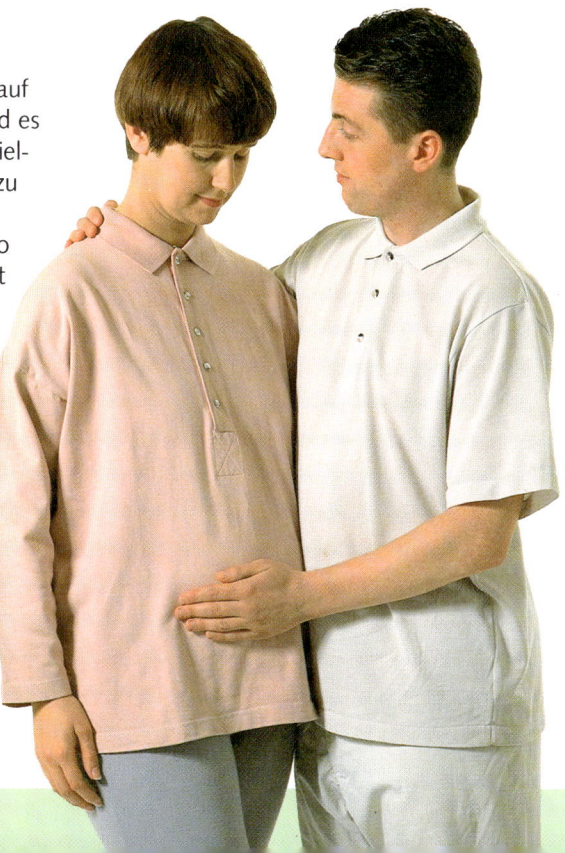

ALLES ÜBER SCHWANGERSCHAFT UND GEBURT

20. Woche

Während der mittleren Phase der Schwangerschaft werden Sie sich wahrscheinlich sehr wohl fühlen. Sie werden strahlen, weil sich der Zustand Ihrer Haut und Ihres Haars deutlich verbessert. Machen Sie – wenn möglich – ein paar Tage Urlaub. Jetzt haben Sie auch zum ersten Mal das aufregende Gefühl, wenn sich das Baby bewegt.

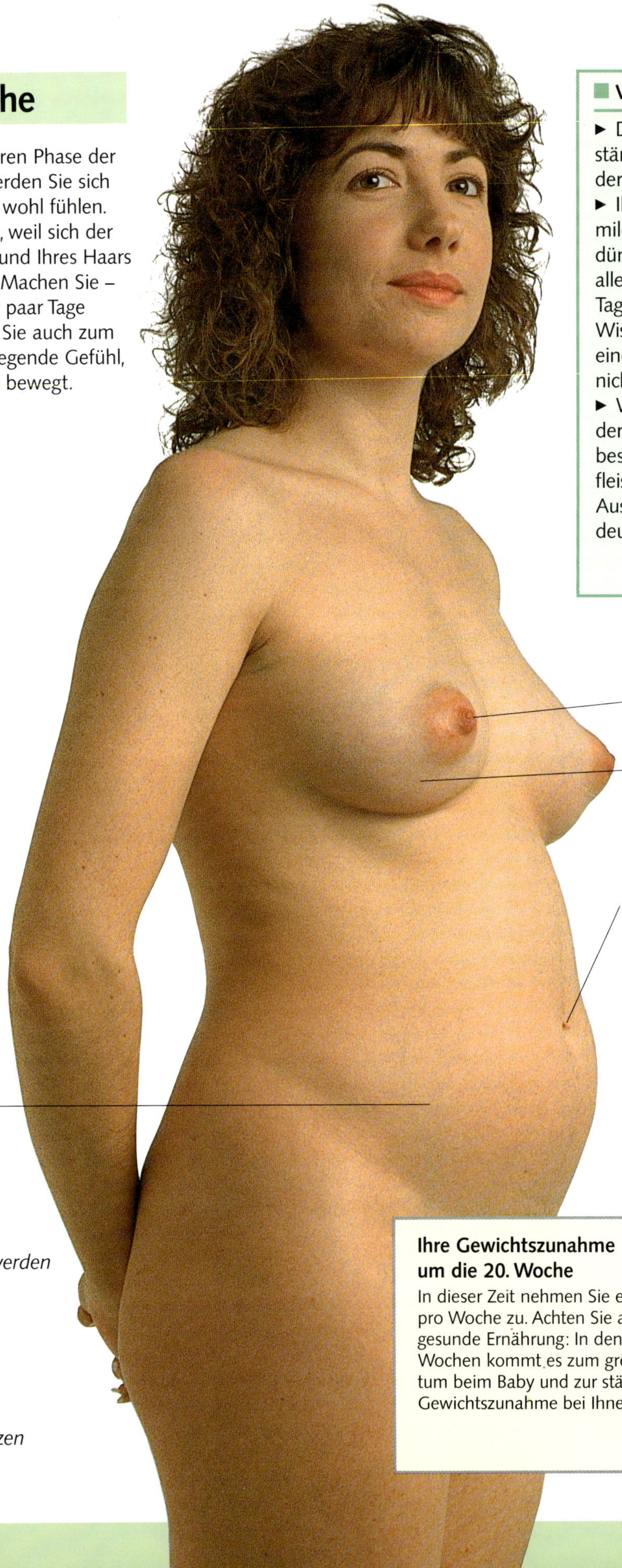

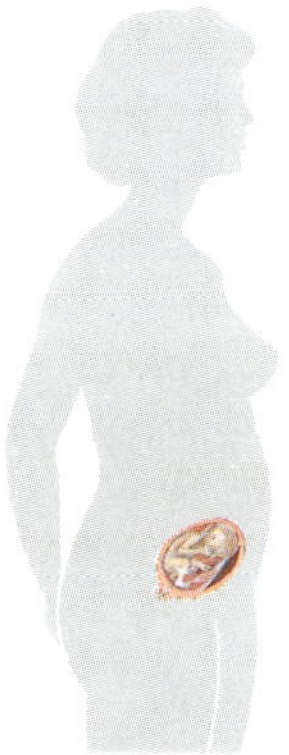

Lage des Babys in der Gebärmutter

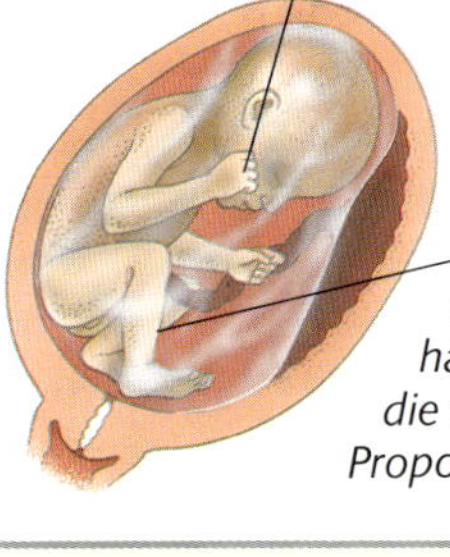

Die ersten Bewegungen des Babys werden Sie als leichtes Flattern oder wie das Aufsteigen von Luftbläschen verspüren.

Allgemeine Beschwerden
Seite 36 bis 38
Gesund ernähren
Seite 46 bis 49
Grundausstattung für das Baby
Seite 23
Den Rücken schützen
Seite 40

■ VERÄNDERUNGEN BEI IHNEN ■

▶ Die Pigmentierung der Haut kann stärker werden. Dies wird sich nach der Geburt wieder geben.
▶ Ihre Brüste können schon Vormilch (Kolostrum) bilden, eine dünne Flüssigkeit, die das Baby mit allem versorgt, was es in den ersten Tagen nach der Geburt braucht. Wischen Sie die Milch einfach mit einem Tuch weg. Versuchen Sie nicht, weitere Milch auszudrücken.
▶ Wahrscheinlich werden Sie einige der üblichen Schwangerschaftsbeschwerden haben wie Zahnfleischbluten oder verstärkten Ausfluß. Rückenschmerzen können deutlicher auftreten.

Ihre Brustwarzen werden dunkler.

Ihre Brust wird in dieser Phase deutlich anwachsen.

Das obere Ende der Gebärmutter liegt jetzt auf der Höhe des Bauchnabels.

Das Baby kann mit seinen Händen fest greifen.

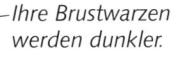

Seine Beinchen haben jetzt die richtige Proportion.

Ihre Gewichtszunahme um die 20. Woche	Ihr Baby
In dieser Zeit nehmen Sie etwa ein Pfund pro Woche zu. Achten Sie auf eine gesunde Ernährung: In den nächsten Wochen kommt es zum größten Wachstum beim Baby und zur stärksten Gewichtszunahme bei Ihnen.	Länge 25 cm Gewicht 340 g

SCHWANGERSCHAFTSKALENDER

WAS KÖNNEN SIE TUN?

▶ Achten Sie darauf, daß Sie die richtige Haltung haben und Ihren Rücken nicht überanstrengen.
▶ Haben Sie bestimmte Beschwerden, so folgen Sie den praktischen Empfehlungen auf den Seiten 36 bis 38.
▶ Jetzt können Sie sich die ersten Gedanken über die Grundausrüstung für Ihr Baby machen!

Frage & Antwort

Kann ich noch auf eine lange Reise gehen?
Es gibt keine Gründe, warum Sie nicht verreisen könnten. Allerdings sollten Sie nicht unbedingt allein unterwegs sein, vor allem nicht auf langen Autofahrten. Tragen Sie weite und bequeme Kleidung. Machen Sie nach Möglichkeit alle zwei Stunden ausgiebige Pausen. Nehmen Sie Ihren Mutterpaß mit!

WIE DAS BABY WÄCHST

▶ Auf dem Kopf erscheint das erste Haar.
▶ Die Zähne entwickeln sich.
▶ Die Käseschmiere bildet sich. Sie schützt die Haut des Babys in der Gebärmutter.
▶ Über den gemeinsamen Blutkreislauf nimmt das Baby von Ihnen Abwehrstoffe gegen zahlreiche Infektionen auf.
▶ Das Baby ist sehr beweglich. Es reagiert auch schon auf Geräusche außerhalb der Gebärmutter. Allerdings sollten Sie sich keine Sorgen machen, wenn es längere Zeit still bleibt. Häufig haben Babys jetzt Ruhephasen.

Gut aussehen

In den mittleren Schwangerschaftsmonaten werden Sie sich am wohlsten in Ihrer Haut fühlen. Ihr Haar glänzt, die Wangen sind gerötet, die Haut ist weich und gesund. Aber es gibt auch Frauen, denen es anders ergeht. Das liegt an dem hohen Hormonspiegel. Doch keine Angst, nach der Geburt erlangen Sie wieder Ihren normalen Zustand von vor der Schwangerschaft.

HAAR
Häufig bewirkt die Schwangerschaft dickeres und glänzendes Haar. Allerdings kann sie auch bewirken, daß fettiges Haar noch fettiger, trockenes noch trockener und dünner wird. Es mag so ausschauen, als ob Sie zusätzlich Haare verlieren. Die Haare im Gesicht und am Körper werden häufig dunkler.

Tragen Sie jetzt eine Frisur, die sich leicht pflegen läßt.

Was können Sie tun? Ist Ihr Haar trocken und bricht es leicht, benutzen Sie ein mildes Shampoo. Kämmen Sie es nicht zu häufig oder intensiv. Fettiges Haar sollte regelmäßig gewaschen werden. Da sich der Zustand des Haars während der Schwangerschaft leicht verändert, sollten Sie keine Dauerwelle machen lassen. Verzichten Sie auf das Färben.

Ihre Haut wird weich und geschmeidig.

HAUT
Der Zustand Ihrer Haut wird sich während der Schwangerschaft vermutlich verbessern. Unreinheiten verschwinden, die Haut wird weicher und geschmeidiger. Manchmal kann die Haut aber auch sehr fettig, trocken oder fleckig werden.
Was können Sie tun? Säubern Sie die Haut sorgfältig. Verwenden Sie Feuchtigkeitscreme, wenn Sie zu trocken wird. Geben Sie Öl als Zusatz in Ihr Badewasser. Vermeiden Sie es, Seife zu benutzen.

NÄGEL
Es kann vorkommen, daß Ihre Nägel schneller als üblich einreißen oder brechen.
Was können Sie tun? Tragen Sie bei der Haus- und Gartenarbeit Handschuhe.

HAUTFARBE
Während einer Schwangerschaft ist es normal, daß die Pigmentierung der Haut stärker wird. Male, Flecken, Narben und besonders Sommersprossen werden deutlich dunkler und größer. Auf dem Bauch erscheint häufig eine braune Linie. Manchmal erscheinen braune Flecken auf Gesicht und Hals (Mutterflecken). Sie verschwinden bald nach der Geburt.
Was können Sie tun? Vermeiden Sie die Sonne, durch sie würden Ihre Flecken nur noch dunkler werden. Müssen Sie aber in die Sonne, so sollten Sie sich mit einer Creme mit hohem Schutzfaktor schützen. Versuchen Sie nicht, die Mutterflecken zu bleichen. Überdecken Sie sie statt dessen mit einem Make-up-Stift.

24. Woche

Für viele Frauen ist dies die angenehmste Zeit der Schwangerschaft. Sie werden wahrscheinlich gut aussehen und sich wohl und zufrieden fühlen. Falls Sie bisher nicht viel an Gewicht zugenommen haben, können Sie in diesem Monat viel zunehmen. Ihre Schwangerschaft ist nun nicht mehr zu verbergen.

Zusätzliches Gewicht im Oberkörper kann häufig auf Wasseransammlung zurückgeführt werden, und es ist meist nicht dauerhaft.

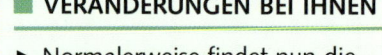

Lage des Babys in der Gebärmutter.

Siehe auch:
Schwangerschaftsgymnastik
Seite 41 bis 43
Schwangerschaftskleidung
Seite 21
Entspannung und Atemtechniken
Seite 44 bis 45

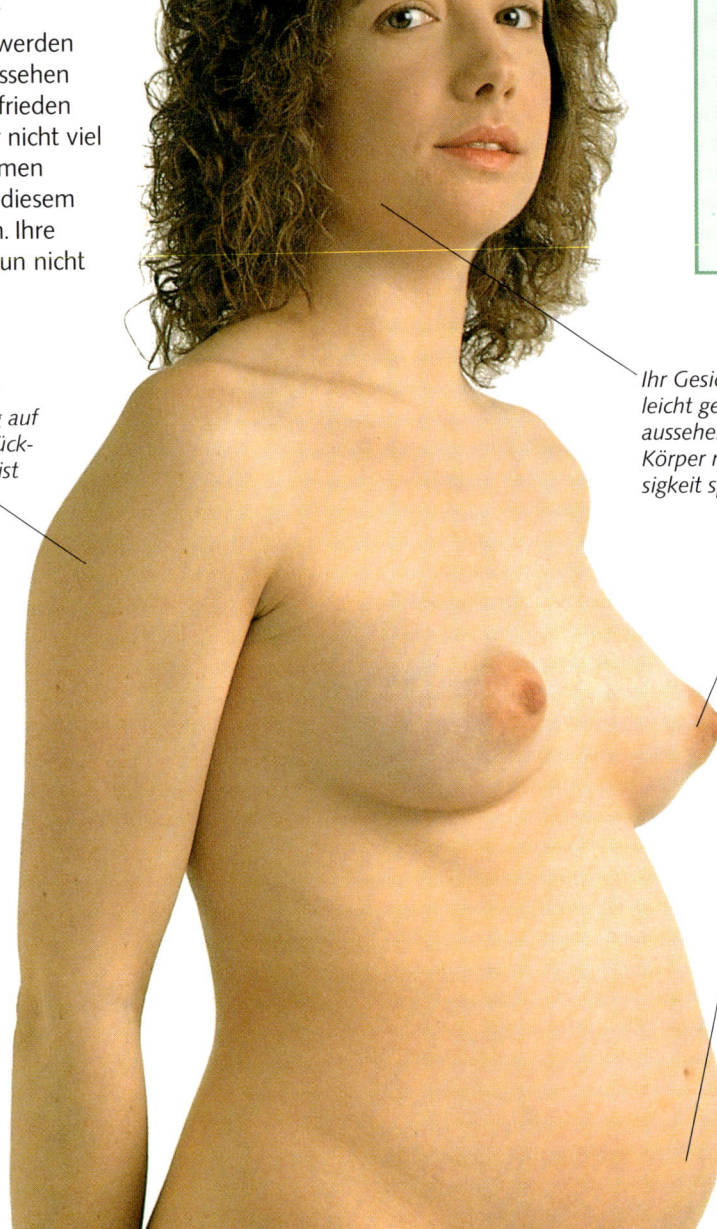

■ VERÄNDERUNGEN BEI IHNEN ■

▶ Normalerweise findet nun die größte Gewichtszunahme statt.
▶ Von nun an werden Sie sich in einfacher, locker sitzender Kleidung wohler fühlen.
▶ Sie schwitzen wahrscheinlich mehr, denn es ist Ihnen nun fast immer warm. Nehmen Sie viel Flüssigkeit zu sich, und tragen Sie Kleidung aus Naturfasern.

Ihr Gesicht mag leicht geschwollen aussehen, da Ihr Körper mehr Flüssigkeit speichert.

Der Brustwarzenhof, der dunkle Bereich um die Brustwarze, tritt nun deutlicher hervor.

Die Wölbung Ihres Bauchs wächst schnell an.

Die Haut des Babys wird dicker.

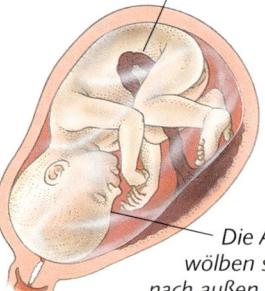

Die Augen wölben sich nach außen.

Ihre Gewichtszunahme um die 24. Woche	Ihr Baby
In dieser Zeit nehmen Sie weiterhin etwa ein Pfund pro Woche zu, obwohl Sie nun schneller zunehmen können, falls Sie vor der Schwangerschaft Untergewicht hatten.	Länge 33 cm Gewicht 570 g

SCHWANGERSCHAFTSKALENDER

WAS KÖNNEN SIE TUN?

▶ Falls Sie Schlupf- oder Hohlwarzen haben und Ihr Baby gern stillen möchten, sprechen Sie mit Ihrem Arzt oder einer Hebamme.
▶ Legen Sie tagsüber die Füße so oft wie möglich hoch.
▶ Machen Sie Ihre Schwangerschaftsgymnastik regelmäßig weiter. Beginnen Sie mit Entspannungs- und Atemübungen.
▶ Wenn Sie berufstätig sind, leiten Sie die notwendigen Maßnahmen ein, damit Sie Ihren Schwangerschaftsurlaub rechtzeitig antreten können.

Frage & Antwort

Welche Art von BH ist am besten?
Um Ihren Brüsten während der Schwangerschaft die notwendige Stütze zu geben, wählen Sie am besten einen Büstenhalter aus Baumwolle, mit breitem Band unter den Körbchen, breiten Trägern und einem anpassungsfähigen Verschluß. Überprüfen Sie die Größe häufig, denn Ihre Brüste schwellen während der Schwangerschaft weiter an. Zum Schluß können Sie durchaus zwei Nummern größer sein.

IHR WACHSENDES BABY

▶ Bis jetzt hat es noch keine Fettreserven und ist recht dünn.
▶ Schweißdrüsen beginnen sich in der Haut zu entwickeln.
▶ Arm- und Beinmuskeln sind voll entwickelt. Perioden hektischer Aktivität, in der Sie seine Bewegungen spüren, werden abgelöst von Ruhepausen.
▶ Das Baby kann husten und Schluckauf bekommen, beides nehmen Sie als klopfende Bewegungen wahr.

Das Baby im Mutterleib

Parallel zum körperlichen Wachstum entwickelt sich das Baby zu einem aufgeweckt reagierenden Menschen mit eigenen Gefühlen. Noch liegt es eng umschlungen im Mutterleib, vom schützenden Fruchtwasser umgeben, völlig angewiesen auf Ihre Plazenta für seine Nahrung, seinen Sauerstoff und den Abtransport seiner Abfallprodukte. Sein Aussehen und sein Verhalten ähneln aber schon dem eines Neugeborenen.

SEHEN UND HÖREN
Seine Augenlider sind bis zur 28. Woche verschlossen. Ab dann kann es sehen und die Augen öffnen.
Es kann Ihre Stimme hören und durch laute Musik aufgeweckt werden. Es kann bestimmte Musikarten bevorzugen, was es durch seine Bewegungen deutlich macht. Es bewegt sich bei plötzlichen Geräuschen.

GESICHTSAUSDRUCK
Es macht einen Schmollmund, preßt die Lippen zusammen, öffnet und schließt den Mund und schielt mit den Augen.

LEBENSWICHTIGE SYSTEME
Das Baby wird durch die Plazenta ernährt und durch das warme Fruchtwasser geschützt. Es reguliert die Körpertemperatur des Babys und schützt gegen Infektionen und Stöße.

BEWEGUNG UND SCHLAF
Es kickt, schlägt und macht ab und zu Purzelbäume. Es kann eine Faust machen.
Es schläft und wacht völlig willkürlich und wird wahrscheinlich dann am aktivsten, wenn Sie schlafen möchten.

PERSÖNLICHKEIT
Der Teil des Gehirns, der für die Persönlichkeit und Intelligenz zuständig ist, wird während des siebten Monats viel komplexer, so daß man annehmen kann, daß sich die Persönlichkeit des Babys nun entwickelt.

SAUGEN, SCHLUCKEN UND ATMEN
Das Baby lutscht am Daumen. Es schluckt das umgebende warme Fruchtwasser, das es in Form von Urin wieder ausscheidet. Manchmal trinkt es zuviel und bekommt Schluckauf. Es macht Atembewegungen mit seinem Brustkorb, zur Vorbereitung des Lebens außerhalb des Mutterleibs.

GESCHMACKSSINN
Seine Geschmacksknospen entwickeln sich. Ab der 28. Woche kann es zwischen süß, sauer und bitter unterscheiden.

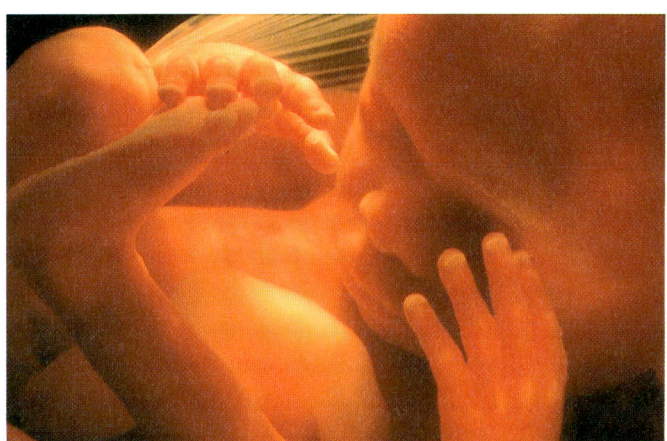

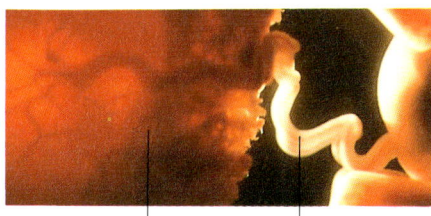

Die Plazenta liefert dem Baby sämtliche Nahrung, die es braucht; fast alles, was Ihr Körper aufnimmt, ob gut oder schlecht, wird gefiltert und zum Baby befördert.

Die Nabelschnur besteht aus drei miteinander verdrehten Blutadern und verbindet die Plazenta mit dem Baby.

28. Woche

Sie nähern sich jetzt dem Ziel und haben nur noch drei Monate Schwangerschaft vor sich. Sie fühlen sich allmählich recht dick und schwerfällig, vielleicht sogar etwas vergeßlich. Während der letzten Monate legt das Baby Fettreserven an. Es ist sehr aktiv, und Sie können manchmal seine Bewegungen beobachten. Würde das Baby jetzt geboren, hätte es gute Überlebenschancen.

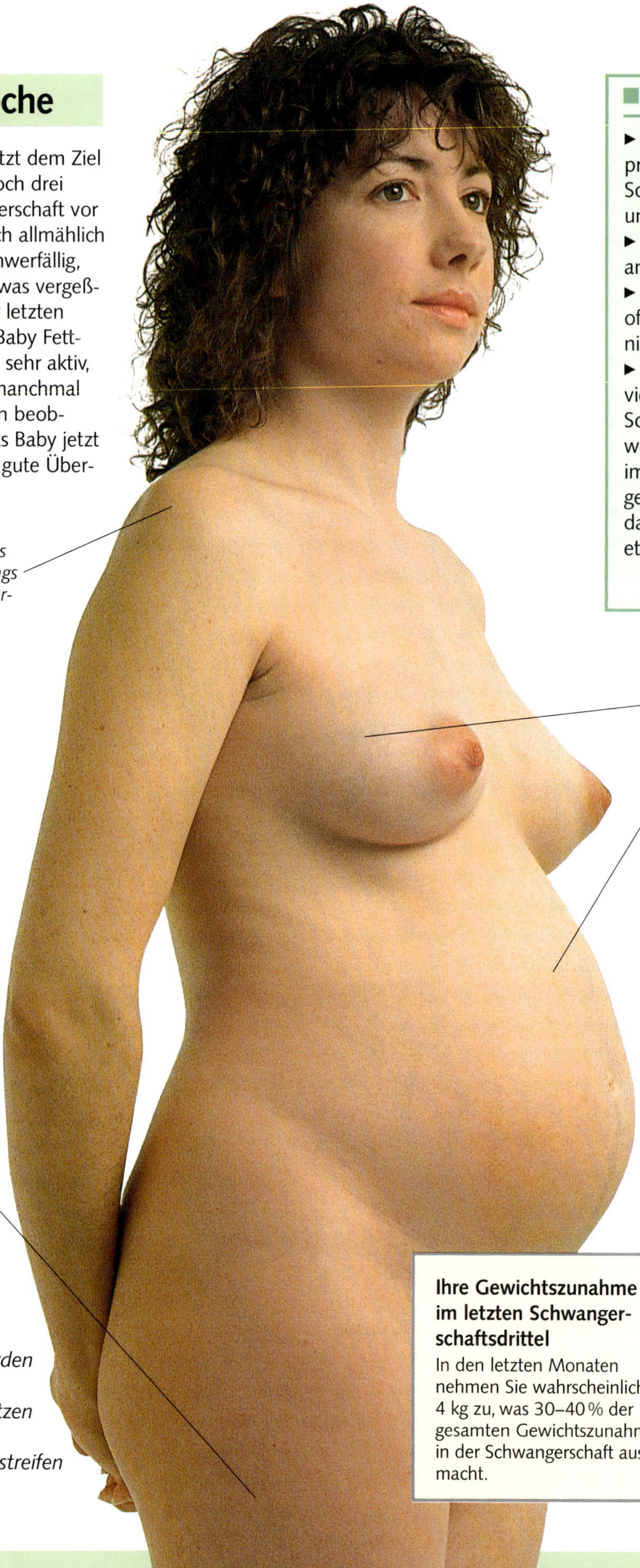

Stehen Sie immer gerade, um trotz des wachsenden Umfangs ein Hohlkreuz zu vermeiden.

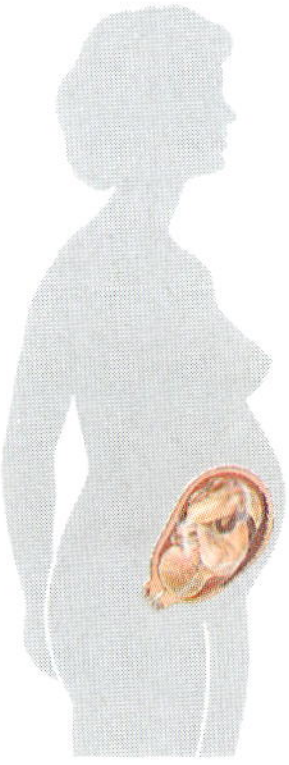

Lage des Babys in der Gebärmutter.

Zusätzliches Gewicht kann sich sowohl am Po und an den Oberschenkeln ablagern wie auch am Bauch.

Siehe auch:
Häufige Beschwerden
Seite 36 bis 38
Den Rücken schützen
Seite 40
Schwangerschaftsstreifen
Seite 37

■ VERÄNDERUNGEN BEI IHNEN ■

▶ Einige häufige Schwangerschaftsprobleme können Sie plagen, wie Sodbrennen, Magenverstimmung und Krämpfe.
▶ Schwangerschaftsstreifen können an Ihrem Bauch auftreten.
▶ Leichte »falsche Wehen« werden oft gespürt. Normalerweise sind sie nicht schmerzhaft.
▶ Sie träumen nun vielleicht sehr viel vom Baby und der Geburt. Solche Träume sind normal und werden häufig durch Beschwerden im Bett oder durch Kindesbewegungen verursacht. Sie deuten nicht darauf hin, daß mit Ihrem Baby etwas nicht stimmt.

Die Blutgefäße der Brüste werden in der Schwangerschaft eher sichtbar.

Der obere Gebärmutterrand liegt zwischen Ihrem Nabel und Ihrem Brustknochen.

Das Gesicht und der Körper sind von Käseschmiere bedeckt, die die Haut vor Wasser schützt.

Die Augenlider des Babys haben sich geöffnet.

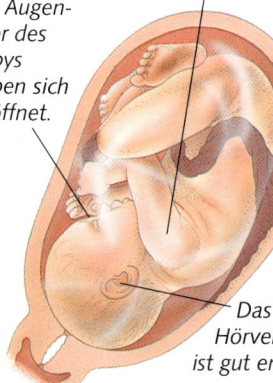

Das Hörvermögen ist gut entwickelt.

Ihre Gewichtszunahme im letzten Schwangerschaftsdrittel

In den letzten Monaten nehmen Sie wahrscheinlich 4 kg zu, was 30–40 % der gesamten Gewichtszunahme in der Schwangerschaft ausmacht.

30 %

Ihr Baby
Länge 37 cm
Gewicht 900 bis 1000 g

SCHWANGERSCHAFTSKALENDER

WAS KÖNNEN SIE TUN?

▶ Achten Sie darauf, daß Sie sich tagsüber genügend ausruhen, und gehen Sie abends früh ins Bett. Falls Sie noch berufstätig sind, legen Sie Ihre Füße während der Mittagspause hoch, und ruhen Sie sich nach dem Arbeitstag zu Hause aus.
▶ Holen Sie von Ihrem Arzt eine schriftliche Bescheinigung über den errechneten Geburtstermin. Sie dient zur Vorlage beim Arbeitgeber und für die Zahlung von Mutterschaftsgeld. Die Schutzfristen für Schwangere betragen sechs Wochen vor und acht Wochen nach der Entbindung.
▶ Die Vorsorgeuntersuchungen finden nun alle zwei Wochen statt. Der Herzschlag Ihres Babys kann jetzt mit einem normalen Fetoskop gehört werden.

IHR WACHSENDES BABY

▶ Seine Haut ist rot und runzlig, Fettreserven sammeln sich nun an.
▶ Der für das Denken zuständige Teil des Gehirns hat sich enorm weiterentwickelt und ist nun größer und komplexer. Ein Baby kann im siebten Monat Schmerz empfinden und reagiert ähnlich wie ein Neugeborenes.
▶ Das Baby hat jetzt weitaus mehr Geschmacksknospen als nach der Geburt. Der Geschmackssinn ist daher sehr ausgeprägt.
▶ Die Lungen sind noch nicht voll ausgebildet und müssen noch eine oberflächenentspannende Substanz entwickeln, damit sie nicht nach jedem Atemzug zusammenfallen.
▶ Ihr Partner kann die Bewegungen des Babys spüren, wenn er seine Hand auf Ihren Bauch legt. Manchmal können Sie sogar die Umrisse eines Füßchens oder des Pos sehen.

Schwangerschaftskleidung

Bis zum fünften oder sechsten Monat Ihrer Schwangerschaft werden Sie meist Ihre normale Bekleidung tragen können, falls diese weit und anpassungsfähig ist. Es gibt Ihnen aber bestimmt moralischen Auftrieb, wenn Sie sich ein oder zwei schicke Ausstattungen kaufen, die nicht einmal spezielle Umstandskleidung sein müssen. Suchen Sie attraktive, bequeme und pflegeleichte Bekleidung unter dem normalen Angebot aus.

Große T-Shirts, Herrenhemden, Sweatshirts und Kittelkleider sind bequem, sehen gut aus und können auch nach der Entbindung getragen werden. Achten Sie darauf, daß das Vorderteil lang und groß ist.

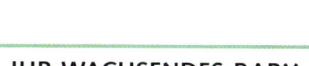

Lassen Sie das Zugband aus, wenn der Bauch dicker wird.

Dehnbare Hosen
Trainingshosen sind bequem und dehnbar; ersetzen Sie Taillenbänder aus Gummi durch Zugbänder.

Modische Ausgehkleider
Ein Träger- oder Kittelkleid ist modisch und wandlungsfähig. Bei kühlem Wetter können Sie darunter ein T-Shirt oder eine Bluse tragen. Die Vordersäume sollen mindestens 2,5 cm länger sein, damit das Kleid bei zunehmendem Bauchumfang gerade hängt.

AUSWAHL

Während der Schwangerschaft spüren Sie Hitze stärker, und Sie schwitzen leichter. Bevorzugen Sie deswegen leichte, locker sitzende Kleidung aus Baumwolle oder anderen Naturfasern. Bei Kälte empfehlen sich mehrere Schichten, die übereinander angezogen werden können. Vermeiden Sie Kleidung, die ein enges Taillenband hat oder die die Blutzufuhr zu den Beinen einschränkt, wie zum Beispiel enge Kniestrümpfe.

Bequeme, flache Schuhe sind notwendig. Schuhe ohne jeglichen Absatz sollen Sie aber auch meiden.

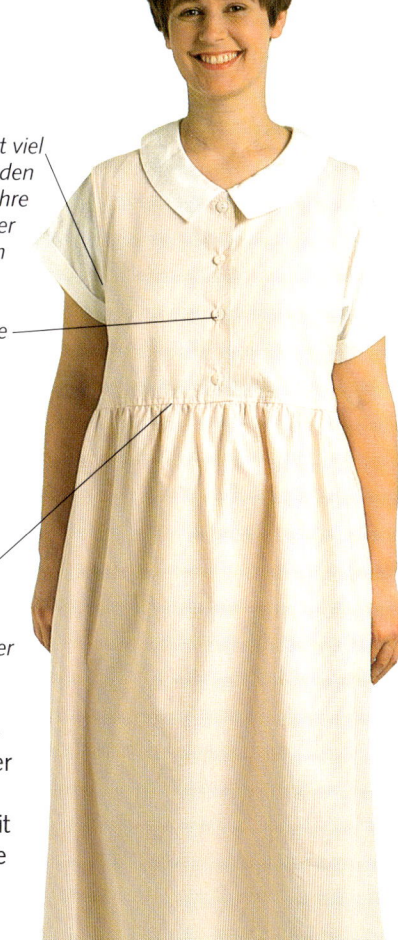

Wählen Sie Modelle mit viel Platz unter den Armen, da Ihre Brüste weiter anschwellen werden.

Eine vordere Knopfleiste oder ein tiefer Halsausschnitt begünstigt später das Stillen.

Vermeiden Sie einschnürende Taillenbänder oder Gürtel.

ALLES ÜBER SCHWANGERSCHAFT UND GEBURT

32. Woche

Sie brauchen nun viel Ruhe; legen Sie sich nachmittags eine Weile hin. Sie fühlen sich wahrscheinlich recht schwerfällig und haben Ihren schwangeren Körper satt. Wenn Sie möchten, können Sie jetzt an einem Säuglingspflegekurs teilnehmen. Das Baby ist jetzt fertig ausgebildet, und sein Körper ist wohlproportioniert. Fettreserven sammeln sich an, und es sieht rundlicher aus.

Lage des Babys in der Gebärmutter

Durch die Vergrößerung der Gebärmutter kann es zu Schmerzen am unteren Rand des Brustkorbs kommen.

Siehe auch:
Schwangerschaftskurse
Seite 13
Kurzatmigkeit
Seite 37
Urindrang
Seite 38
Beckenboden
Seite 41
Entspannungsübungen
Seite 44 bis 45

■ VERÄNDERUNGEN BEI IHNEN ■

▶ Mit zunehmender Größe drückt das Baby gegen Ihre Organe. Dies führt zu Problemen wie Kurzatmigkeit und häufigem Harndrang. Es könnte auch sein, daß Sie beim Laufen, Niesen oder Lachen etwas Wasser lassen.
▶ Sie können unter Schlafstörungen leiden.
▶ Ihr Nabel sieht flach aus oder stülpt sich nach außen, wird aber nach der Geburt wieder normal.
▶ Da sich die Gelenke im Beckenbodenbereich für die bevorstehende Geburt dehnen, können Sie auch hier leichte Beschwerden haben.

Die dunkle Linie, die senkrecht am Bauch verläuft, tritt klar hervor.

Ihr Nabel wird gestreckt und flacher, wenn der Bauch größer wird.

Der Kopf des Babys paßt nun größenmäßig zu seinem Körper.

Ihre Gewichtszunahme um die 32. Woche
Zum Ende dieses Monats hin sollte Ihre eigene Gewichtszunahme allmählich nachlassen, obwohl das Baby schnell zunimmt. Falls Sie noch stark zunehmen, essen Sie weniger kohlenhydrathaltige Nahrungsmittel und Milchprodukte.

Ihr Baby
Länge 40,5 cm
Gewicht 1600 g

SCHWANGERSCHAFTSKALENDER

WAS KÖNNEN SIE TUN?

▶ Ruhen Sie sich häufiger aus, legen Sie die Beine dabei hoch.
▶ Wenn Sie Schlafstörungen haben, versuchen Sie es mit Entspannungstechniken. Machen Sie sich keine Sorgen, es ist völlig normal, daß Frauen in dieser Schwangerschaftsphase nachts längere Zeit wach liegen.
▶ Bleiben Sie bei Ihrer Beckenbodengymnastik. Dies ist besonders dann wichtig, wenn Sie Urin verlieren.
▶ Gehen Sie spätestens jetzt, zusammen mit Ihrem Partner, zu einem Geburtsvorbereitungskurs.
▶ Lassen Sie noch einmal Ihr Blut auf Anämie und – falls nötig – auf andere Problemfaktoren analysieren.

Frage & Antwort

Besteht die Gefahr, daß durch Geschlechtsverkehr die Geburt ausgelöst wird?
Diese Sorge ist weit verbreitet, aber völlig unberechtigt, sofern Ihre Schwangerschaft normal verläuft ist. Das Baby ist durch das Fruchtwasser geschützt, und beim Geschlechtsverkehr kann ihm nichts passieren. Auf mögliche Probleme, beispielsweise bei einer tiefliegenden Plazenta, wird Sie Ihr Arzt hinweisen.

IHR WACHSENDES BABY

▶ Ihr Baby sieht jetzt schon so aus wie später bei der Geburt.
▶ Es erkennt jetzt den Unterschied zwischen Hell und Dunkel.
▶ Im Mutterleib ist der Raum immer enger geworden. Es wird sich jetzt wahrscheinlich mit dem Kopf nach unten drehen, in die Ausgangsposition für die Geburt.

Grundausstattung für das Baby

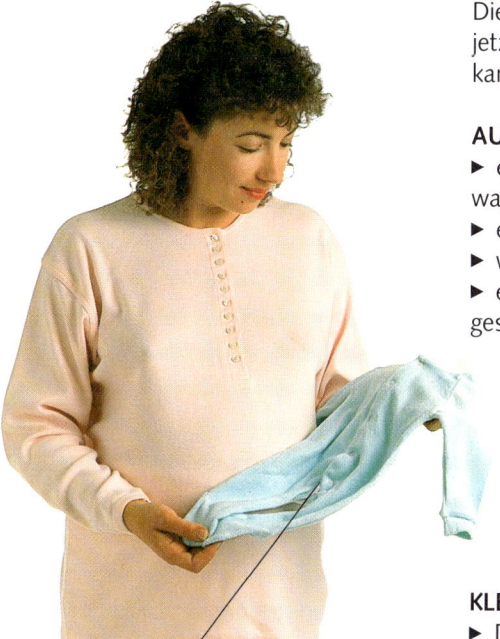

Suchen Sie einen Strampelanzug aus, der nicht nur vorne, sondern auch entlang der Beine geknöpft werden kann.

Die folgenden Gegenstände können Sie jetzt schon kaufen. Nach der Geburt kann weiteres hinzukommen:

AUSSTATTUNG:
▶ eine Tragetasche oder einen Stubenwagen, worin das Baby schlafen kann,
▶ eine Zudecke,
▶ weiche Laken,
▶ eine Tragetasche, die im Auto festgeschnallt werden kann,
▶ eine Wanne,
▶ weiche Handtücher,
▶ Windeln und die entsprechende Ausstattung,
▶ die Ausrüstung zum Füttern mit der Flasche, wenn Sie nicht stillen werden.

KLEIDUNG
▶ Die Kleidung können Sie etwa in Größe 60 kaufen. Sie werden brauchen:
▶ 6 Strampelanzüge
▶ 6 Unterhemden
▶ 2 Schlafanzüge
▶ 2 Hemden
▶ 2 Paar weiche Socken
▶ 1 Hut oder Mütze

Sex während der Schwangerschaft

Die Liebe ist während der Schwangerschaft aufregend. Wegen des hohen Hormonspiegels kann eine Frau leichter stimuliert werden. Sie müssen auch nicht an die Empfängnisverhütung denken.

Im ersten und dritten Drittel der Schwangerschaft gibt es aber auch Phasen, in denen das Interesse an der sexuellen Liebe abnimmt. Auch wenn Sie nicht miteinander schlafen wollen, und vielen Paaren geht es so, können Sie auf andere Weise sexuell aktiv sein, indem Sie andere Wege finden, sich zu lieben, indem Sie sich küssen, streicheln oder berühren.

Während der letzten Phase der Schwangerschaft kann die traditionelle Position, bei der der Partner oben ist, für die Frau sehr anstrengend sein. Probieren Sie deshalb andere Positionen aus, beispielsweise indem Sie sich auf den Schoß des Partners setzen oder indem Sie sich aneinander legen.

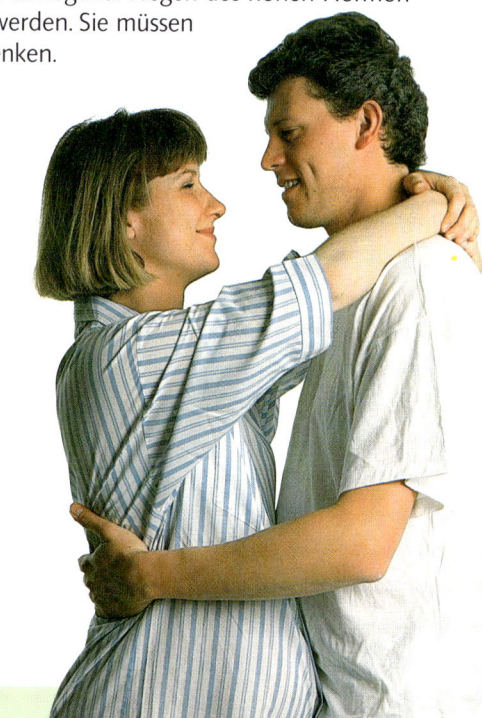

ALLES ÜBER SCHWANGERSCHAFT UND GEBURT

36. Woche

Bis zu diesem Zeitpunkt sollten Sie aufgehört haben zu arbeiten. Innerlich bereiten Sie sich schon intensiv auf die Geburt vor. Sie freuen sich wahrscheinlich schon auf das Ende der Schwangerschaft, obwohl Sie wegen der Geburt und angesichts der neuen Aufgabe als Mutter nervös sind. Das Baby füllt die Gebärmutter nun ganz aus. Seine Bewegungen sind jetzt deutlich zu spüren. Würde die Geburt jetzt einsetzen, hätte es hervorragende Chancen zu überleben.

Lage des Babys in der Gebärmutter

Der Kopf des Babys kann schon ins Becken eingetreten sein.

Siehe auch:
Grundausstattung für das Baby
Seite 23
Urindrang, Seite 38
Geburtsvorbereitungen
Seite 50 bis 51
Den Rücken schützen
Seite 40
Entspannungsübungen
Seite 44 bis 45
Ödeme/geschwollene Knöchel, Seite 37

■ VERÄNDERUNGEN BEI IHNEN ■

▶ Wenn dies Ihr erstes Baby ist, sollten Sodbrennen, Verdauungsprobleme und Kurzatmigkeit nachlassen, sobald sein Kopf ins Becken eintritt.
▶ Ihre Blase steht nun unter Druck. Der Drang zum Wasserlassen nimmt noch zu.
▶ Sie haben wahrscheinlich Schlafschwierigkeiten, das große Gewicht des Babys macht Sie müde.
▶ Der Drang, ein »Nest« zu bauen, ist jetzt stark: Sie möchten jede Schublade und Ecke im Haus putzen. Übertreiben Sie nicht, denn Sie ermüden schnell.

Ihr wachsender Bauch wird Ihre normale Gewichtsverteilung ändern: Achten Sie auf eine korrekte Haltung.

Das Baby ist rundlicher, da Fettreserven vorhanden sind.

Seine Haut ist rosig.

Seine Haare können schon 5 cm lang sein.

Ihre Gewichtszunahme in der 36. Woche	Ihr Baby
Die Gewichtszunahme wird nun langsamer und kann bis zu diesem Zeitpunkt ganz aufhören. Wenn Sie insgesamt weniger als 13 kg zugenommen haben, sollten Sie nach der Geburt Ihr früheres Gewicht ohne Schwierigkeiten wiedererlangen.	Länge 46 cm Gewicht 2500 g

SCHWANGERSCHAFTSKALENDER

WAS KÖNNEN SIE TUN?

▶ Legen Sie Ihre Füße so oft wie möglich hoch, damit die Knöchel nicht anschwellen.
▶ Die Vorsorgeuntersuchungen sollen nun im 7tägigen Rhythmus stattfinden.
▶ Falls Sie im Krankenhaus entbinden möchten, nehmen Sie an einer Führung durch Kreißsäle und Entbindungsstationen teil.
▶ Kaufen Sie jetzt Stillbüstenhalter.
▶ Legen Sie einen Lebensmittelvorrat an und kochen Sie gegebenenfalls auch Gerichte vor, die Sie einfrieren können.
▶ Packen Sie Ihren Koffer für den Aufenthalt in der Klinik. Bereiten Sie alles für eine Hausgeburt vor.

Ruhe in der späten Schwangerschaft

In den letzten Wochen der Schwangerschaft werden Sie schnell ermüden. Häufig können Sie nachts nicht genug Schlaf finden und sind durch das zusätzliche Gewicht des Babys, das Sie mit sich herumschleppen, erschöpft. Versuchen Sie nicht, gegen diese Müdigkeit anzukämpfen, sondern ruhen Sie sich aus, und entspannen Sie sich.

VERMEIDEN SIE ÜBERMÜDUNG

Legen Sie Ihre Füße so oft wie möglich tagsüber hoch. Denken Sie an etwas Angenehmes, während Sie sich ausruhen. Führen Sie Entspannungsübungen durch, hören Sie ruhige Musik, lesen Sie ein Buch, oder blättern Sie in einer Zeitschrift. Sie könnten auch etwas für das Baby stricken. Drosseln Sie Ihr normales Tempo, und machen Sie alles einige Stufen langsamer.

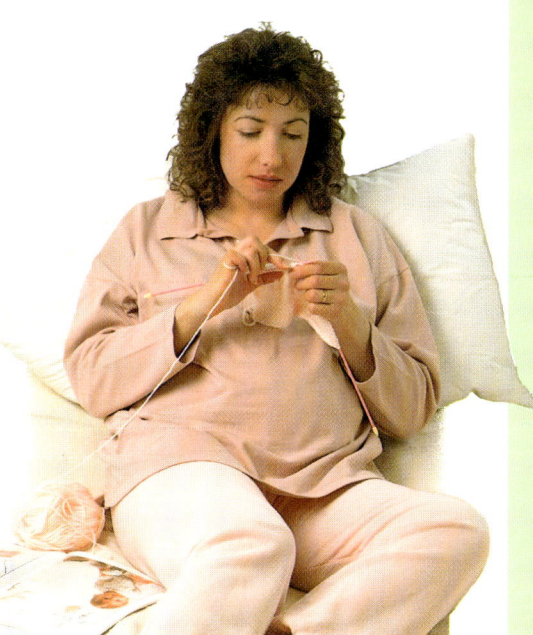

Frage & Antwort

Sollte mein Partner bei der Geburt dabeisein?
Dies wird von den meisten Krankenhäusern begrüßt. Die Wehen können recht lange dauern und Sie sehr einsam werden, wenn ein enger Vertrauter nicht dabei ist. Ihr Partner wäre die natürliche Wahl. Falls er aber wirklich nicht dabeisein möchte, sollten Sie nicht zuviel Druck auf ihn ausüben. Es ist völlig in Ordnung, ein anderes Familienmitglied oder eine enge Freundin dabeizuhaben.

Ihr Stillbüstenhalter

Wenn Sie vorhaben, Ihr Baby nach der Geburt zu stillen, werden Sie mindestens zwei Still-BHs brauchen, die sich vorne öffnen lassen. Damit sie richtig passen, sollten Sie nicht vor der 36. Woche gekauft werden.

WORAUF SIE ACHTEN MÜSSEN

Es gibt hauptsächlich zwei Arten von Still-BHs: einer mit Klappe zum Öffnen, bei dem Brustwarze und Warzenhof freigelegt wird; ein anderer, der sich in der Mitte öffnet, um die ganze Brust freizulegen. Der letztere eignet sich am besten, denn er erlaubt dem saugenden Baby, viel von der Brust zu fühlen.

MASSNEHMEN

Tragen Sie einen normalen Schwangerschafts-BH, wenn Sie die folgenden Messungen durchführen. Falls Sie unsicher sind, bitten Sie die Verkäuferin um Hilfe.

IHR WACHSENDES BABY

▶ Wenn dies Ihr erstes Baby ist, wird sein Kopf jetzt ins Becken eintreten, in die Geburtsposition.
▶ Weiche Nägel sind bis ans Ende der Finger und Zehen gewachsen.
▶ Bei einem Jungen sollten sich die Hoden im Hodensack befinden.
▶ Während der nächsten vier Wochen nimmt das Baby 25 bis 30 g pro Tag zu.

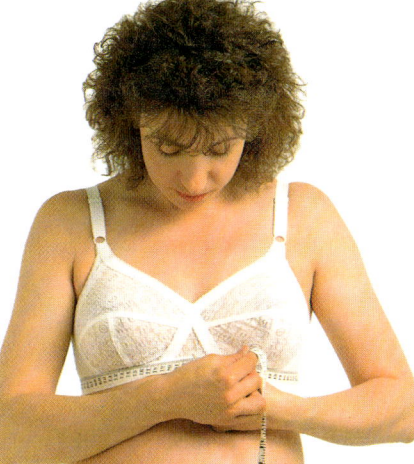

1 Messen Sie mit einem normalen Maßband direkt unter der Brust, um die Größe des BHs festzustellen.

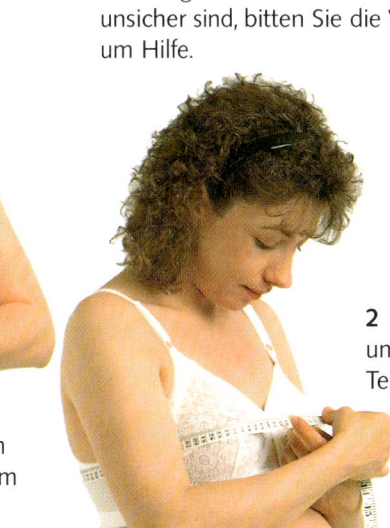

2 Messen Sie um den vollsten Teil der Brust für die Körbchengröße.

26 ALLES ÜBER SCHWANGERSCHAFT UND GEBURT

40. Woche

Sie werden sich nun sehr schwerfällig und wenig graziös fühlen, und Sie werden aufgrund Ihres Umfangs ständig irgendwo anstoßen. Sie erwarten die Geburt mit Ungeduld, Spannung und Erleichterung.

▪ VERÄNDERUNGEN BEI IHNEN ▪

▶ Jede Bewegung ist mühsam.
▶ Ihr Gebärmuttermund wird in Vorbereitung für die Wehen weicher.
▶ Vorwehen können so stark sein, daß Sie meinen, die Geburt stünde unmittelbar bevor; sie sind aber nicht regelmäßig und werden daher als »falsche Wehen« bezeichnet.

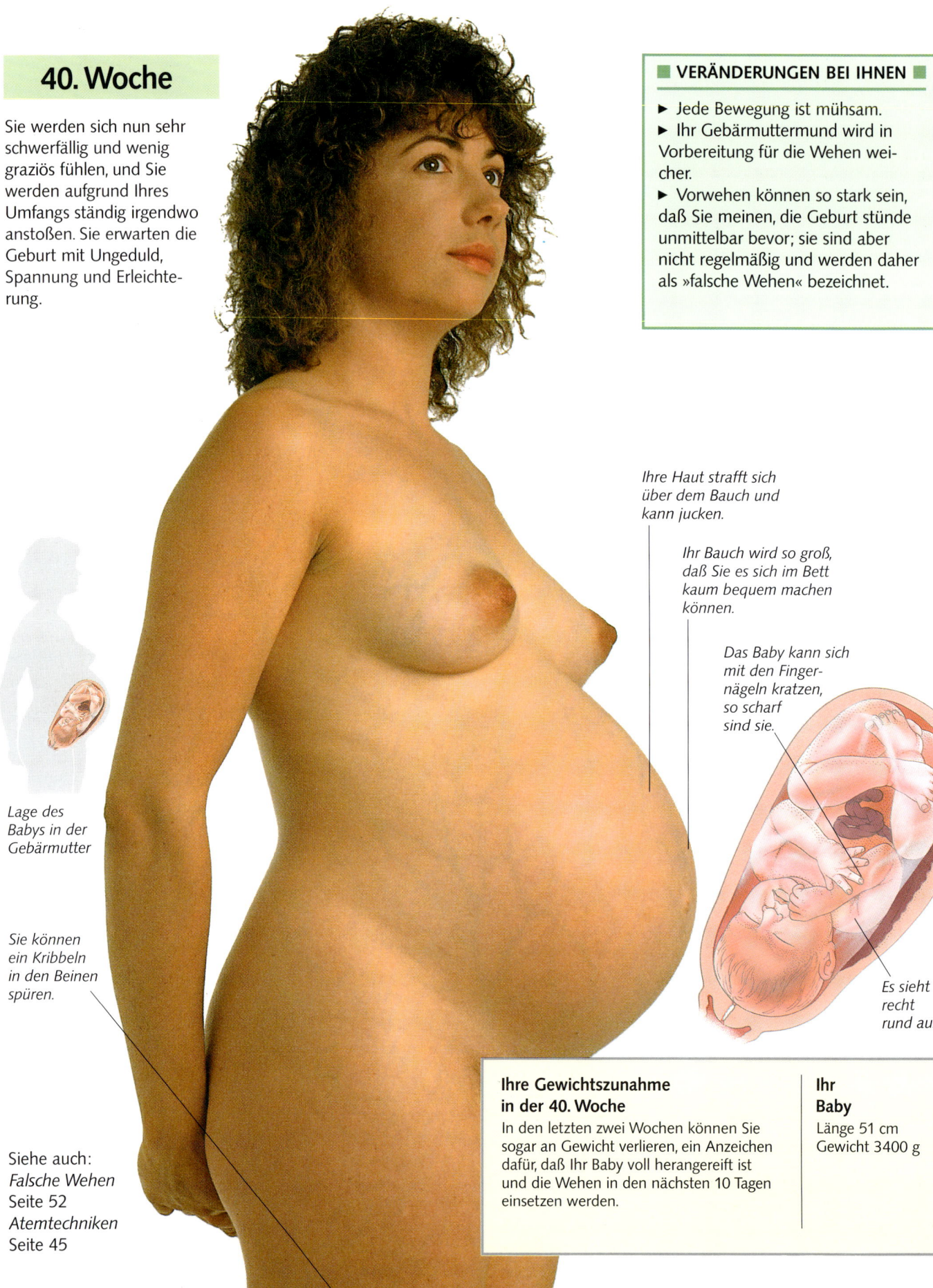

Lage des Babys in der Gebärmutter

Sie können ein Kribbeln in den Beinen spüren.

Siehe auch:
Falsche Wehen
Seite 52
Atemtechniken
Seite 45

Ihre Haut strafft sich über dem Bauch und kann jucken.

Ihr Bauch wird so groß, daß Sie es sich im Bett kaum bequem machen können.

Das Baby kann sich mit den Fingernägeln kratzen, so scharf sind sie.

Es sieht recht rund aus.

Ihre Gewichtszunahme in der 40. Woche	Ihr Baby
In den letzten zwei Wochen können Sie sogar an Gewicht verlieren, ein Anzeichen dafür, daß Ihr Baby voll herangereift ist und die Wehen in den nächsten 10 Tagen einsetzen werden.	Länge 51 cm Gewicht 3400 g

SCHWANGERSCHAFTSKALENDER

■ WAS KÖNNEN SIE TUN? ■

▶ Ruhen Sie sich soviel wie möglich aus und genießen Sie die letzten »babylosen« Tage.
▶ Wenn Sie nicht mindestens 10 Kindesbewegungen pro Tag spüren, sollten Sie den Herzschlag von Ihrem Arzt oder Ihrer Hebamme nachprüfen lassen.
▶ Bei starken Vorwehen üben Sie Ihre Atemtechniken.
▶ Werden Sie nicht unruhig, wenn der errechnete Geburtstermin ereignislos verstreicht: Eine Geburt zwei Wochen vor oder nach diesem Termin ist völlig normal.

Eine Mutter werden

Nach wochenlangen Vorbereitungen können Sie nun Ihr Baby in den Armen halten. Sie werden wahrscheinlich ein starkes Schutzbedürfnis gegenüber diesem kleinen Wesen verspüren, das von Ihnen völlig abhängig ist.

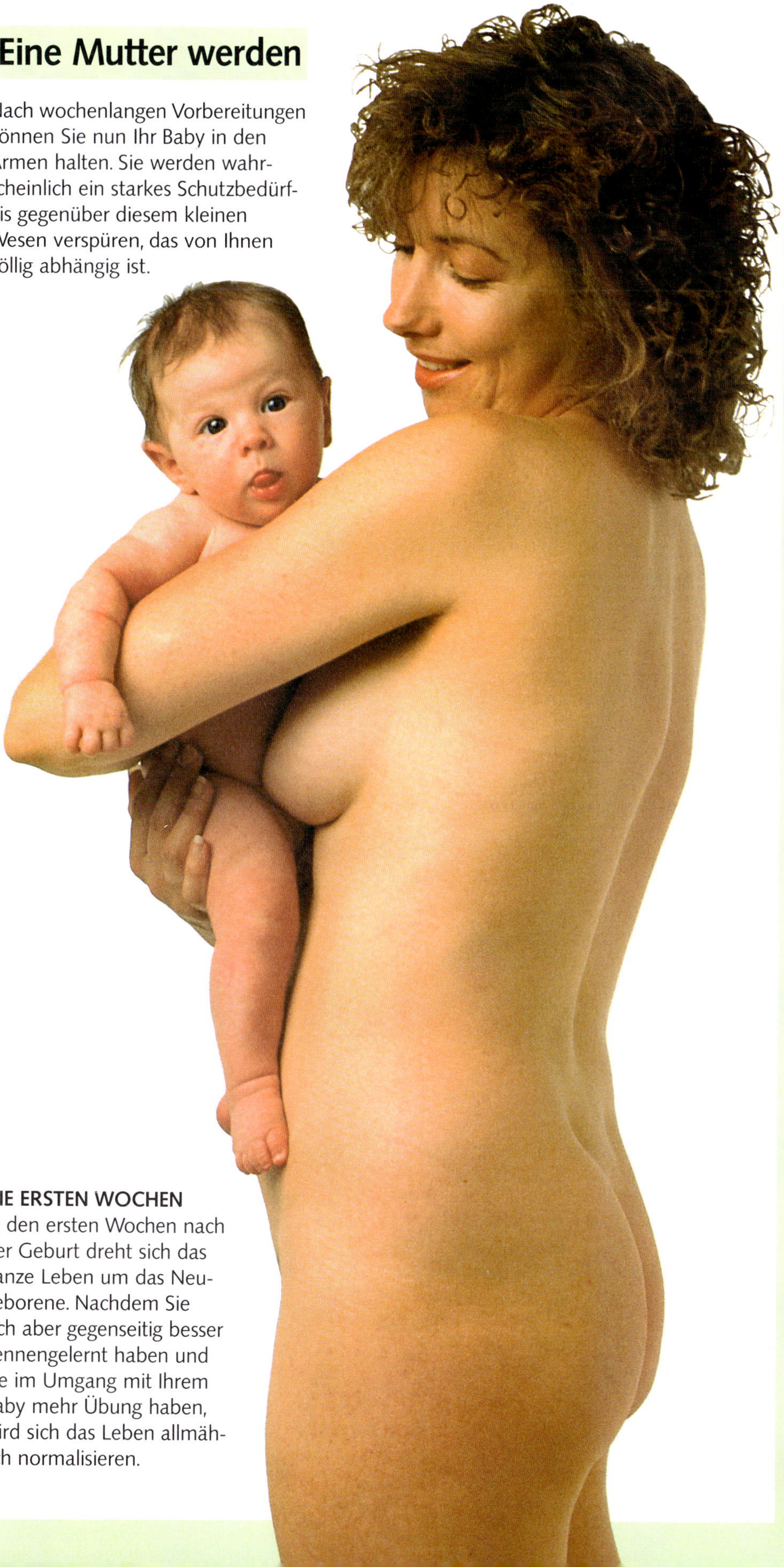

GESAMTE GEWICHTSZUNAHME
Die durchschnittliche Zunahme in der Schwangerschaft beträgt zwischen 10 und 12 kg. Sie können aber auch weniger oder mehr zunehmen. Die gesamte Gewichtszunahme setzt sich wie folgt zusammen:

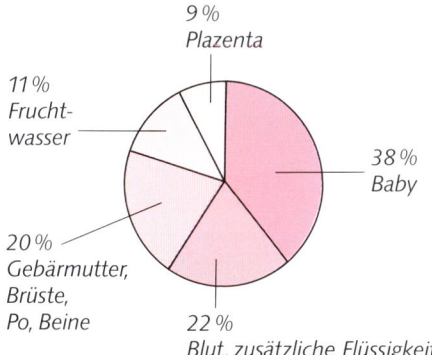

9% Plazenta
11% Fruchtwasser
38% Baby
20% Gebärmutter, Brüste, Po, Beine
22% Blut, zusätzliche Flüssigkeit

■ IHR WACHSENDES BABY ■

▶ Die Körperbehaarung ist zum größten Teil verschwunden.
▶ Es kann noch von Käseschmiere bedeckt sein oder nur noch Reste in den Hautfalten haben.
▶ Eine dunkle Substanz, genannt Mekonium, sammelt sich im Darm und wird nach der Geburt als erster Stuhlgang ausgeschieden.
▶ Beim zweiten oder weiteren Baby kann der Kopf nun in die Beckenöffnung eintreten.

DIE ERSTEN WOCHEN
In den ersten Wochen nach der Geburt dreht sich das ganze Leben um das Neugeborene. Nachdem Sie sich aber gegenseitig besser kennengelernt haben und Sie im Umgang mit Ihrem Baby mehr Übung haben, wird sich das Leben allmählich normalisieren.

Vorsorge

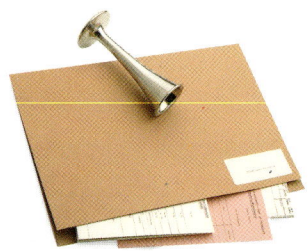

Heutzutage ist eine Schwangerschaft mit relativ wenigen Risiken verbunden. Dies liegt wesentlich an den Möglichkeiten der Vorsorge, einem System von Tests und Untersuchungen. Damit wird überprüft, ob mit Ihnen und mit dem Baby alles in Ordnung ist. Tauchen Probleme auf, können Sie frühzeitig erkannt und gelöst werden. Es ist aber wichtig, daß Sie schon von Beginn an die Möglichkeiten der Vorsorgeuntersuchungen tatsächlich auch wahrnehmen. Ihr Arzt wird Sie diesbezüglich über alles informieren.

Wo soll die Geburt stattfinden?

Eine der ersten Fragen, die Sie beantworten müssen, ist, wo Sie Ihr Baby zur Welt bringen wollen. Heute werden die meisten Babys im Krankenhaus geboren. Mehr und mehr Frauen nehmen aber auch die Möglichkeit wahr, mit der Unterstützung des Arztes und einer Hebamme das Baby ambulant oder ganz zu Hause zu bekommen.

DIE KRANKENHAUSGEBURT

Ein Krankenhaus verfügt über die Ausrüstung und die Fachkräfte, um die Geburt zu überwachen, schmerzstillende Mittel zu spritzen oder im Notfall schnell eingreifen zu können. Nach der Geburt findet die erschöpfte Mutter im Krankenhaus die Erholung, die sie braucht, um sich den neuen Aufgaben zu Hause stellen zu können. Heute bleiben Mütter etwa vier bis sechs Tage nach der Geburt in der Klinik. Sie können aber auch noch länger bleiben. Bekommen Mütter das erste Kind, dann empfinden sie häufig die Ratschläge der Schwestern und der anderen Mütter als sehr hilfreich.

Allerdings sind die Geburtsstationen häufig recht groß. Sie wissen vor der Geburt meist nicht, mit welcher Hebamme Sie es bei der Geburt zu tun haben werden. Ihnen ist es deshalb nicht möglich, vorher eine Beziehung zu ihr aufzubauen.

Es kann auch in einem Krankenhaus relativ laut und unruhig sein. Und es gibt immer noch Kliniken mit steriler Atmosphäre, in denen die Technik im Vordergrund steht. Der Trend geht aber zu kleineren Einheiten mit kleinen, weniger technisierten Entbindungszimmern. In den meisten Krankenhäusern kann man sich vorher, im Rahmen der Vorbereitungskurse, die Stationen einschließlich des Kreißsaals anschauen. Sie sollten diese Möglichkeit nutzen.

DIE AMBULANTE GEBURT

Eine ambulante Geburt ist für alle ideal, die die Sicherheit des Krankenhauses mit der Geborgenheit der eigenen vier Wände kombinieren wollen. Häufig haben Frauenärzte eine zusätzliche Ausbildung als Geburtshelfer und belegen in einer Klinik einige Betten. Sind keine Komplikationen zu erwarten, gehen Sie zur Geburt für einige Stunden in diese Klinik und werden einige Stunden danach oder am nächsten Morgen nach Hause entlassen. Wenn alles glattgeht, dann können Sie schon nach sechs Stunden wieder im eigenen Bett liegen. Zu Hause kümmert sich dann eine Hebamme um Sie und das Neugeborene. Sie wird Sie etwa 10 Tage lang täglich besuchen.

DIE HAUSGEBURT

Verlief Ihre Schwangerschaft komplikationslos, dann können Sie überlegen, ob Sie die Geburt zu Hause, innerhalb der vertrauten Umgebung und zusammen mit vertrauten Menschen erleben möchten. Außerdem entfällt bei der Hausgeburt die manchmal nervenaufreibende Fahrt ins Krankenhaus während der stark einsetzenden Wehen.

Manchmal ist es nicht ganz einfach, eine solche Hausgeburt zu organisieren, denn es gibt immer noch Ärzte, die ihr nur widerwillig zustimmen, besonders wenn nur die geringste Wahrscheinlichkeit besteht, daß Sie doch die Einrichtungen einer Klinik brauchen könnten. Es gibt allerdings Studien, nach denen eine Hausgeburt für eine gesunde Mutter und für das Baby ebenso sicher sein kann, wie eine Klinikgeburt. Zeigt sich Ihr Arzt überhaupt nicht einverstanden, dann können Sie einen weiteren Arzt um Rat fragen und unter Umständen einen Arztwechsel erwägen.

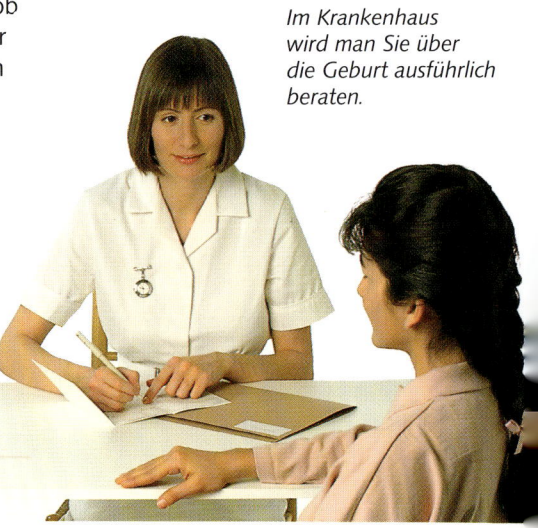

Im Krankenhaus wird man Sie über die Geburt ausführlich beraten.

Fragen, die Sie stellen sollten

Kliniken unterscheiden sich voneinander. Stellen Sie deshalb alle Fragen, die Sie für wichtig halten und die Sie beschäftigen. Es ist ganz normal, daß werdende Mütter viele Vorstellungen über die Wehen und die Geburt haben. Die Realität sieht aber häufig ganz anders aus. Sie müssen beispielsweise in manchen Kliniken deutlich sagen, wenn Sie keine schmerzstillenden Mittel bei der Geburt erhalten wollen. Die folgende Liste enthält einige Fragen, die Mütter häufig gestellt haben:

ÜBER DIE WEHEN
▶ Kann mein Partner während der Wehen dabei sein? Gibt es Phasen, während der er den Kreißsaal verlassen muß?
▶ Kann ich mich während der Wehen frei bewegen?
▶ Wie steht die Klinik zu schmerzstillenden Mitteln, zur Herzton-Wehen-Überwachung und zur Geburtseinleitung?
▶ Wie erfolgt die Schmerzstillung? Sind Epiduralanästhesie oder TENS erhältlich?

ÜBER DIE GEBURT
▶ Kann die Geburt in jeder gewünschten Position erfolgen? Sind Sessel, Kissen oder Geburtsstühle erhältlich?
▶ Bei wieviel Prozent aller Geburten wird in dieser Klinik ein Dammschnitt bzw. ein Kaiserschnitt vollzogen?

NACH DER GEBURT
▶ Wie lange bleiben die Mütter nach der Geburt in der Klinik?
▶ Können Sie während des gesamten Klinikaufenthalts die Babys bei sich haben? Auch nachts?
▶ Kann der Partner zu jeder Zeit Mutter und Kind besuchen?
▶ Gibt es eine angeschlossene Kinderklinik? Wenn nicht, wohin wird das Baby im Notfall gebracht?

DER MUTTERPASS
Bei Ihrer ersten Vorsorgeuntersuchung erhalten Sie einen Mutterpaß. Darin vermerkt Ihr Arzt die Ergebnisse seiner Untersuchungen und den Verlauf der Schwangerschaft. Sie müssen diesen Paß zu jedem Arztbesuch mitbringen und ihn auch sonst immer bei sich tragen. Brauchen Sie ärztliche Hilfe, sind alle Daten zur Hand. Hier sind die wichtigsten Abkürzungen:

AFP	Alpha-Feto-Protein
BD	Blutdruck
BEL	Steißlage (Beckenendlage)
CS	Kaiserschnitt
E	Kopf des Babys ist ins Becken eingetreten
EKB	erste Kindsbewegung
EPH-Gestose	Präeklampsie
ET	errechneter Entbindungstermin
Fe	es wurde ein Eisenpräparat verschrieben
Fundushöhe	Höhe des oberen Rands der Gebärmutter. Das Baby drückt sie durch sein Wachstum nach oben. Oft dient die Angabe der Höhe der Bestimmung der Schwangerschaftsdauer.
HA	Herzaktion: Herztöne des Fetus
Hb(Ery)	Hämoglobinspiegel, dient zur Feststellung von Anämie
H/T	Bluthochdruck
KL	Kopflage
LR	letzte Regel
LWS	Längsstellung, das Baby liegt parallel zur Wirbelsäule in der Gebärmutter
MSU	Mittelstrahlurin
Multigravida	zweite oder weitere Schwangerschaft
NE	nicht eingetreten
NT	nächster Termin
o. B.	ohne Befund: z. B. die Urinwerte eine Null oder sind in Ordnung ein Haken
Ödeme	Wasseransammlungen
Para 0	die Frau hat noch keine Kinder
Para 1 usw.	die Frau hat ein Kind geboren
Primigravida	erste Schwangerschaft
Prot	Eiweiß (Albumin) im Urin
Relation des PT zum Rand	Damit ist der Beckenrand gemeint. Der sich präsentierende Teil (PT) des Babys in bezug auf den Rand im späteren Stadium der Schwangerschaft ist der Teil, der zuerst geboren wird.
SL	Schädellage
VE	vaginale Untersuchung
II. v Bel	rechte vordere Beckenendlage; häufigste Steißlage

Folgende Abkürzungen beschreiben die Lage des Fetus:

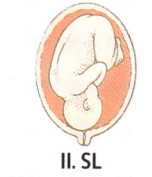
II. SL
(dorso anteriore)

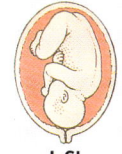
I. SL
(dorso anteriore)

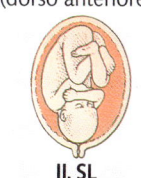
II. SL
(dorso posteriore)

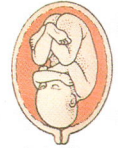
I. SL
(dorso posteriore)

Die Vorsorgeuntersuchungen

Die Vorsorgeuntersuchungen werden in der Regel von Ihrem Gynäkologen durchgeführt. Sie können aber auch ein Krankenhaus aufsuchen. Die erste Untersuchung ist etwa vier Wochen nach Bestätigung der Schwangerschaft fällig. Verläuft alles normal, so finden die weiteren Untersuchungen im vierwöchigen, nach der 30. Schwangerschaftswoche im zweiwöchigen Rhythmus statt. Dabei ist auf folgendes zu achten:

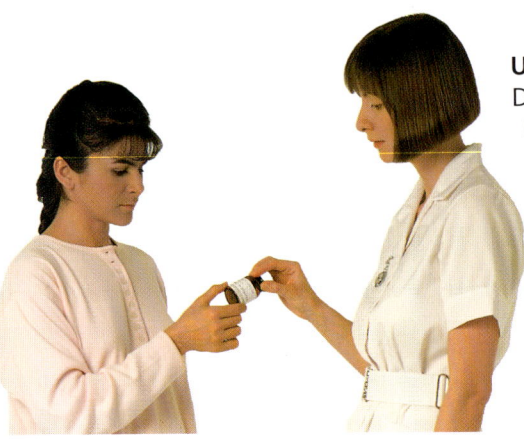

URINPROBE (bei jedem Termin)
Der Urin wird untersucht auf
► Spuren von Zucker. Treten diese mehrmals auf, kann dies ein Zeichen für Diabetes sein (siehe S. 34).
► Spuren von Eiweiß. Diese können darauf hindeuten, daß Ihre Nieren nicht richtig arbeiten. Wird in späteren Schwangerschaftsphasen Eiweiß nachgewiesen, so kann dies auf Präeklampsie hinweisen (siehe S. 34).

MITTELSTRAHLURIN (MSU, bei Bedarf)
Mit einem sterilen Tuch wird die Vulva abgewischt. Die ersten Urintropfen weden in die Toilette gegeben und der folgende (Mittelstrahl)urin in einem Gefäß aufgefangen. Er wird auf eine Niereninfektion hin untersucht.

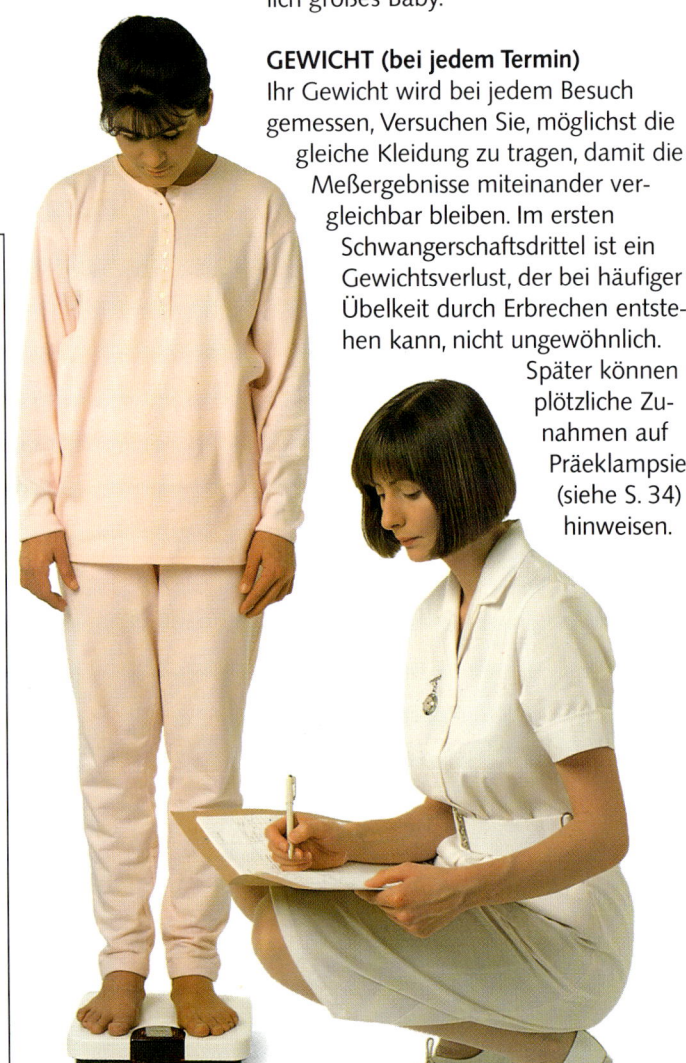

GRÖSSE (erster Termin)
Die Größe der Mutter wird gemessen, sie ist ein Indikator für die Größe des Beckens. Ein kleines Becken kann unter Umständen eine schwierige Geburt bedeuten. Sind Sie größer als 150 cm, dann sind solche Schwierigkeiten unwahrscheinlich, es sei denn, sie erwarten ein ungewöhnlich großes Baby.

GEWICHT (bei jedem Termin)
Ihr Gewicht wird bei jedem Besuch gemessen, Versuchen Sie, möglichst die gleiche Kleidung zu tragen, damit die Meßergebnisse miteinander vergleichbar bleiben. Im ersten Schwangerschaftsdrittel ist ein Gewichtsverlust, der bei häufiger Übelkeit durch Erbrechen entstehen kann, nicht ungewöhnlich. Später können plötzliche Zunahmen auf Präeklampsie (siehe S. 34) hinweisen.

DAS ERSTE GESPRÄCH
Bei der ersten Vorsorgeuntersuchung wird sich der Arzt länger mit Ihnen über Sie und über Ihren Partner unterhalten. Er möchte dabei herausfinden, ob es irgend etwas gibt, das die Schwangerschaft oder das Kind beeinflussen könnte. Er wird beispielsweise erfragen:
► persönliche Details, wie Alter oder Art der Arbeit von Ihnen und von Ihrem Partner;
► Ihre bisherige Gesundheitsgeschichte; ernsthaftere Krankheiten oder Operationen, chronische Leiden, Allergien, aber auch Konsum von Drogen wie Zigaretten oder Alkohol;
► die medizinische Geschichte Ihrer Familie und der Ihres Partners; gibt es bekannte Erbkrankheiten, Mehrlingsgeburten usw.;
► die Art der Verhütung, die Sie vor der Schwangerschaft betrieben haben, und wann Sie diese abgesetzt haben;
► Ihre Perioden; wann setzten sie ein, waren sie regelmäßig, wann war der erste Tag der letzten Regel, wie lange dauerte sie;
► vorhergehende Schwangerschaften, einschließlich Fehlgeburten und Abtreibungen.

BLUTUNTERSUCHUNGEN (bei mehreren Terminen)
Ihr Blut wird untersucht, um
▶ die Blutgruppe und den Rhesusfaktor festzustellen (siehe S. 34).
▶ den Hämoglobinspiegel zu bestimmen. Sinkt er zu stark ab, erhalten Sie Eisen- und Folsäurepräparate.
▶ festzustellen, ob Sie gegen Röteln immun sind (siehe S. 36).
▶ auszuschließen, daß Sie keine Geschlechtskrankheit wie Syphilis haben, die vor der 20. Woche behandelt werden muß, damit das Baby keinen Schaden nimmt.
▶ Sichelzellanämie und Thallassämie zu erkennen, Formen der Anämie, die besonders bei dunkelhäutigen Eltern (aus dem Mittelmeerraum oder dem Nahen und Fernen Osten) vorkommen.

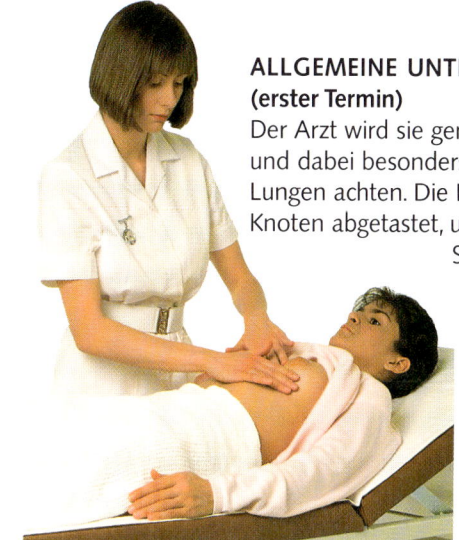

ALLGEMEINE UNTERSUCHUNG (erster Termin)
Der Arzt wird sie generell untersuchen und dabei besonders auf Herz und Lungen achten. Die Brüste werden auf Knoten abgetastet, und bei Hohl- oder Schlupfwarzen werden eventuell spezielle Übungen empfohlen.

Fragen stellen
Es gibt zu jeder Phase der Schwangerschaft Fragen, die Sie stark beschäftigen oder die Sie nur einfach interessieren. Die Vorsorgeuntersuchungen sind der Zeitpunkt, solche Fragen zu stellen. Schreiben Sie die Fragen vorher einfach auf, dann vergessen Sie diese in der Aufregung nicht. Allerdings sind nicht alle Ärzte gleich fähig, medizinische Vorgänge verständlich zu erklären. Fragen Sie nach, wenn Sie etwas nicht verstanden haben, oder wenden Sie sich an einen anderen Arzt, beispielsweise Ihren Hausarzt, oder an eine Hebamme.

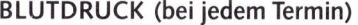

BLUTDRUCK (bei jedem Termin)
Während der Schwangerschaft ist der Blutdruck leicht gesenkt. Er wird regelmäßig gemessen. Normal sind Werte von 120/70. Er muß unter Kontrolle gehalten werden, wenn er beispielsweise auf Werte von 140/90 steigt. Eine Blutdrucksteigerung kann auf eine Vielzahl von Problemen hinweisen, beispielsweise Präeklampsie (siehe S. 34). Doch manchmal genügt schon die Aufregung, die durch den Besuch einer unruhigen Arztpraxis und durch langes Warten im Wartezimmer entstehen kann, um den Blutdruck nach oben zu treiben.

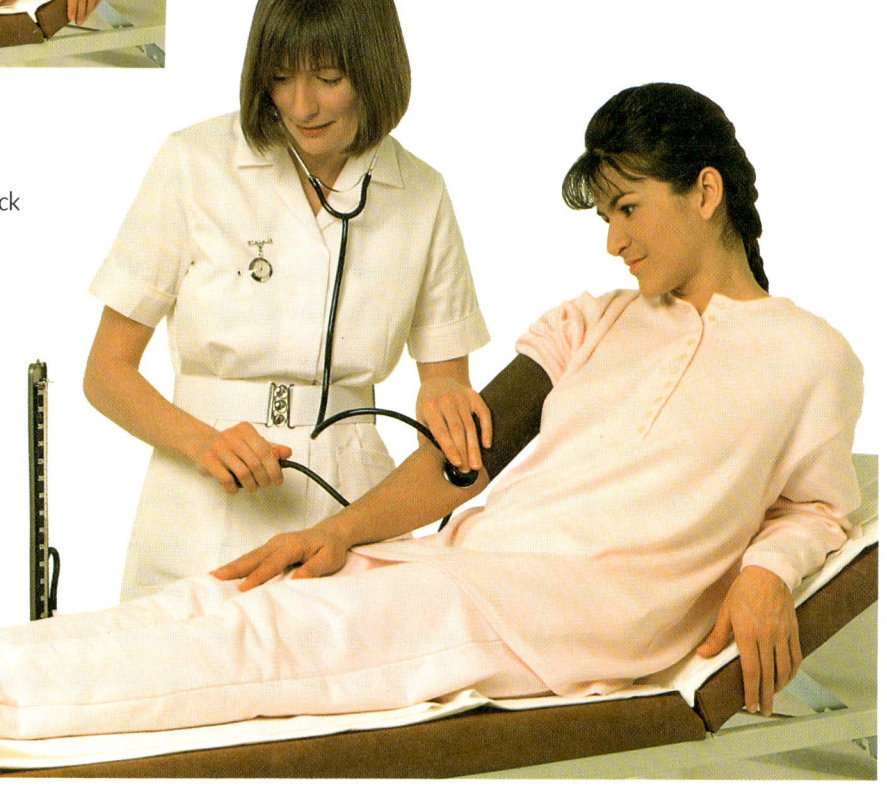

BEINE, KNÖCHEL UND HÄNDE (bei jedem Termin)

Der Arzt wird Ihre Waden, Knöchel und Hände untersuchen, um zu prüfen, ob Schwellungen (Ödeme) auftreten. Leichte Schwellungen können in den letzten Schwangerschaftswochen entstehen, besonders zum Abend hin. Starke Schwellungen können auf Präeklampsie (siehe S. 34) hindeuten. Ihre Beine werden auch auf Krampfadern hin untersucht (siehe S. 36).

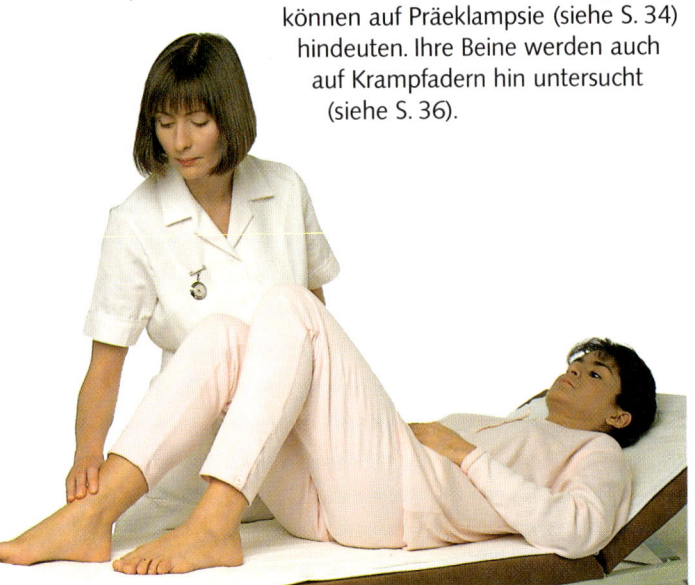

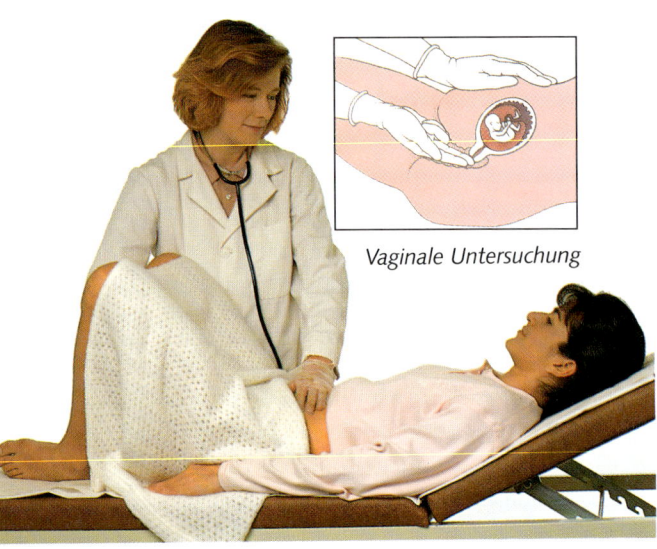

Vaginale Untersuchung

VAGINALE UNTERSUCHUNG (bei mehreren Terminen)

Der Arzt wird Sie wahrscheinlich vaginal untersuchen, um das Schwangerschaftsstadium zu bestätigen, Beckenabnormitäten festzustellen und um zu prüfen, ob Ihr Gebärmuttermund gut verschlossen ist. Ein Muttermundabstrich kann auch gemacht werden, um abnormale Zellbildung auszuschließen; fragen Sie immer nach den Ergebnissen.

Die Untersuchungen werden weder Ihnen noch Ihrem Baby weh tun, und Sie sind nicht einmal unangenehm, wenn Sie sich richtig entspannen. Sie werden gebeten, sich auf den Rücken zu legen und die Beine anzuwinkeln, die Knie leicht auseinander. Der Arzt wird zwei Finger einer Hand in Ihre Scheide einführen und mit der anderen Hand leicht auf Ihren Unterleib drücken.

HERZTÖNE DES BABYS ABHÖREN (bei jedem Termin nach der 14. Schwangerschaftswoche)

Schon früh in der Schwangerschaft kann hierzu ein Herztonschreiber (siehe unten) eingesetzt werden, der den Herzschlag Ihres Babys verstärkt, damit Sie ihn mithören können. Nach der 28. Woche kann der Arzt die Herztöne auch mit Hilfe eines trompetenähnlichen Fetoskops abhören.

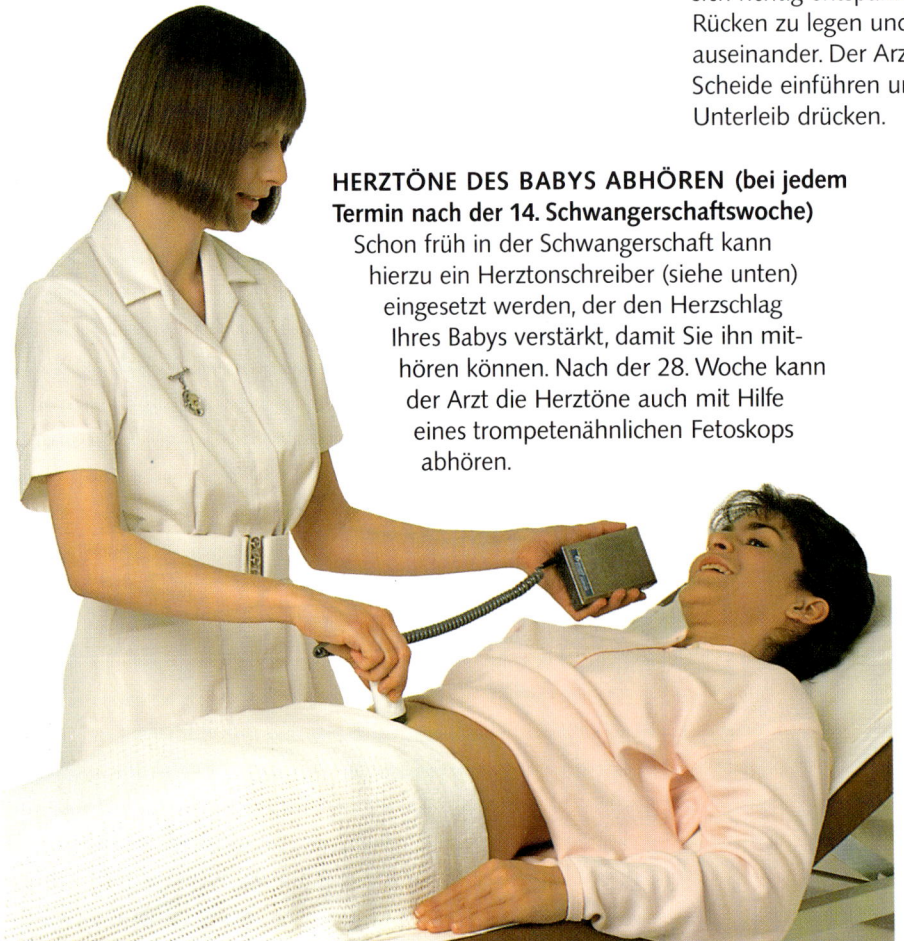

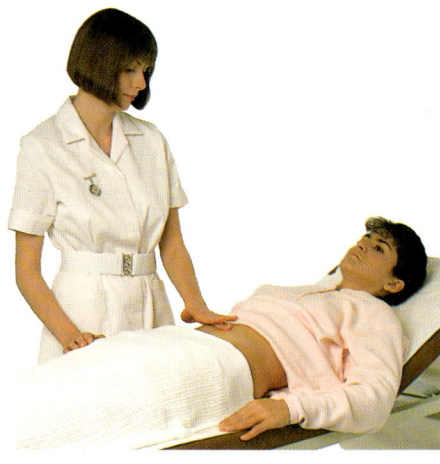

ABTASTEN DES UNTERLEIBS (bei jedem Termin)

Ihr Unterleib wird vorsichtig abgetastet, um die Fundushöhe (oberer Rand der Gebärmutter) festzustellen, der Wert erlaubt ein gutes Bild vom Wachstum Ihres Babys. In der späteren Schwangerschaft wird auch nachgeprüft, ob sich das Baby richtig dreht (mit dem Kopf zuerst), und in den letzten Wochen, ob der Kopf ins Becken eintritt.

Zusätzliche Untersuchungen

**ULTRASCHALL
(12. bis 14. Woche und später)**
Diese ist eine sehr aufregende Untersuchung, denn sie ermöglicht es Ihnen zum ersten Mal, Ihr Baby zu »sehen« – oft während es sich bewegt. Eine Ultraschalluntersuchung wird meist zwischen der 12. und 14. Woche gemacht. Fragen Sie, ob Ihr Partner auch dabeisein darf; das Baby wird zur fesselnden Wirklichkeit, wenn Sie es beide auf dem Bildschirm sehen. Eine Ultraschalluntersuchung kann nur manchmal das Geschlecht des Babys eindeutig zeigen. Sie wird allerdings auch nicht zu diesem Zweck gemacht. Vielmehr dient sie dazu:
▶ das Wachstum Ihres Babys zu überwachen, dazu muß allerdings eine Serie von Untersuchungen gemacht werden;
▶ das Alter des Babys und den wahrscheinlichen Geburtstermin zu bestimmen, dazu werden Kopf- und Körpergröße gemessen;
▶ die Lage des Babys und der Plazenta festzustellen, zum Beispiel vor einer Amniozentese;
▶ Mißbildungen an Gehirn und Nieren festzustellen;
▶ die Lage und den Zustand der Plazenta festzustellen, falls sie sich bei fortgeschrittener Schwangerschaft zu lösen beginnt;
▶ festzustellen, ob eine Mehrlingsschwangerschaft vorliegt.
Wenn die Ultraschalluntersuchung in der frühen Schwangerschaft durchgeführt wird, werden Sie gebeten, vorher viel Wasser zu trinken und nicht zur Toilette zu gehen, damit die Blase voll ist und die Gebärmutter klar sichtbar wird. Die Untersuchung dauert nur fünf bis zehn Minuten und ist für Sie und Ihr Baby weder gefährlich noch schmerzhaft. Ein dünnes, ölartiges Kontaktmittel wird auf Ihrem Bauch verteilt, und ein »Schallkopf« wird leicht darübergeführt. Dieses Instrument sendet und empfängt Schallsignale, die auf dem Bildschirm zu einem Bild von Ihrem Baby zusammengesetzt werden.

BLUTTESTS
Oft wird um die 16. Schwangerschaftswoche eine Blutuntersuchung durchgeführt, um das Risiko, ein Baby mit Down-Syndrom (Mongolismus) oder einer Schädigung des Neuralrohrs wie Spina bifida zu gebären, zu bestimmen. Der Bluttest stellt keine Diagnose, sondern kann lediglich bestimmen, bei welchen Müttern ein erhöhtes Risiko besteht, so daß dann weitere Tests durchgeführt werden können. Das Risiko, ein mongoloides Kind zu bekommen, steigt mit dem Alter der Mutter an.
Der Bart's Dreifachtest ermittelt die Werte von AFP (Alphafetaprotein), Östriol und HCG. Der AFP-Spiegel allein gibt Hinweise auf das Risiko einer Schädigung des Neuralrohrs.
Lassen die Ergebnisse auf ein erhöhtes Risiko schließen, werden weitere Untersuchungen wie Ultraschall oder Amniozentese empfohlen. Glücklicherweise bekommen die meisten Frauen, die erhöhte Werte haben, dennoch gesunde Babys. Bei niedrigen Werten besteht nur ein geringes Risiko einer Schädigung, sie kann jedoch nicht völlig ausgeschlossen werden.

AMNIOZENTESE (14. bis 18. Woche)
Sie dient dazu, bestimmte Schädigungen wie Mongolismus (Down-Syndrom) und Spina bifida festzustellen. Sie sollte durchgeführt werden, wenn:
▶ Sie älter als 37 Jahre sind
▶ in Ihrer Familie Erbkrankheiten wie Spina bifida vorkommen
▶ Ihr AFP-Wert erhöht ist.
Zunächst wird eine Ultraschalluntersuchung vorgenommen, um die genaue Lage des Babys festzustellen. Dann wird eine Hohlnadel durch die Bauchwand in die Gebärmutter eingeführt und eine Probe des Fruchtwassers, das einige der Zellen des Babys enthält, entnommen. Diese Zellen werden dann untersucht.

CHORIONBIOPSIE (10. bis 12. Woche)
Einige Erbkrankheiten können durch die Untersuchung eines kleinen Stückes des fingerartigen Gewebes am Rand der Plazenta, den Chorionzotten, festgestellt werden. Diese Probe wird entnommen, indem man unter Ultraschallüberwachung eine Nadel direkt in die Gebärmutter einführt oder durch die Bauchdecke hindurch. Die Risiken sind in etwa die gleichen wie bei einer Amniozentese.

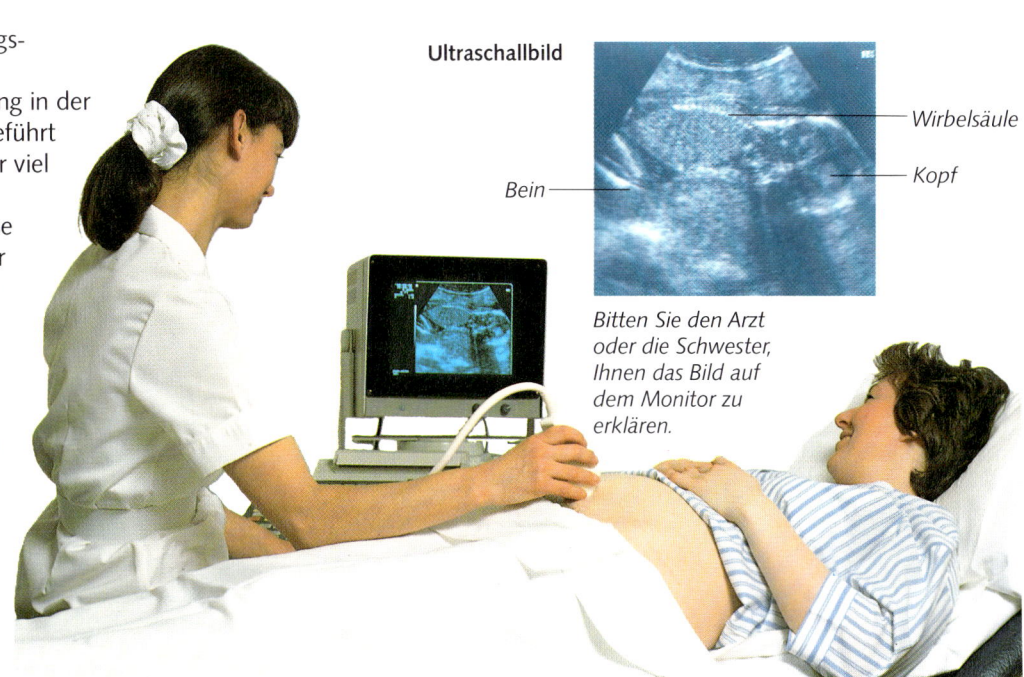

Bitten Sie den Arzt oder die Schwester, Ihnen das Bild auf dem Monitor zu erklären.

Ultraschallbild — *Wirbelsäule*, *Kopf*, *Bein*

Risikoschwangerschaften

Fast alle Schwangerschaften verlaufen normal und ohne Komplikationen. Manchmal aber wird der Arzt vorsichtshalber bestimmte Untersuchungen vornehmen und Maßnahmen einleiten, weil er bei Ihnen ein höheres Risiko vermutet, beispielsweise wenn Sie Zwillinge oder Drillinge erwarten oder wenn in Ihrer Familie schon Risikoschwangerschaften aufgetreten sind. Es kommt auch vor, daß sich erst im Verlauf der Schwangerschaft Anzeichen für eine Risikogeburt entwickeln.

ANÄMIE (»Blutarmut«)
Bei der Anämie handelt es sich um die Verminderung der Anzahl der roten Blutkörperchen und ihres Hämoglobingehalts. Viele Frauen leiden an leichter Anämie schon bevor sie schwanger werden.
Behandlung Versuchen Sie, die Entstehung des Problems zu vermeiden, indem sie eine abwechslungsreiche Ernährung mit vielen eisenhaltigen Nahrungsmitteln zu sich nehmen (siehe S. 48). Zeigen Ihre Bluttests, daß Sie an Anämie leiden, so kann Ihr Arzt Eisenpräparate verschreiben. Einige Ärzte empfehlen routinemäßig Eisenpräparate für alle Schwangeren. Nehmen Sie diese Eisenpräparate unmittelbar nach einer Mahlzeit mit viel Flüssigkeit ein, denn Sie reizen den Magen und können Verstopfung, Durchfall oder Übelkeit verursachen.

Eisenhaltige Nahrungsmittel, wie Spinat und rotes Fleisch, helfen Ihnen, Anämie zu vermeiden.

DIABETES
Haben Sie Diabetes, müssen Ihre Werte während der Schwangerschaft besonders sorgfältig kontrolliert werden. Ihr Blutzucker muß ständig überwacht werden.
Behandlung Es ist unbedingt erforderlich, daß Ihr Blutzuckerwert stabil bleibt. Es könnte sein, daß Ihr Arzt deswegen das Insulin während der Schwangerschaft neu einstellt. Sie müssen besonders auf Ihre Ernährung achten und häufiger zu den Vorsorgeuntersuchungen gehen. Bei manchen Frauen tritt eine leichte Form dieser Krankheit erstmalig während der Schwangerschaft auf. Sie verschwindet aber meist wieder gleich nach der Geburt.

ZERVIXINSUFFIZIENZ
Normalerweise ist der Muttermund (Zervix) während einer Schwangerschaft bis kurz vor der Geburt geschlossen. Treten aber gehäuft nach dem dritten Schwangerschaftsmonat Fehlgeburten auf, so könnte dies auf einer Schwäche des Muttermunds zurückzuführen sein. Dieser öffnet sich und läßt den Fetus vorzeitig frei.
Behandlung Ihr Arzt wird Ihnen zu Beginn der Schwangerschaft eine kleine Operation empfehlen, bei der der Muttermund verschlossen wird. Die Naht wird am Ende der Schwangerschaft wieder geöffnet.

PRÄEKLAMPSIE
Präeklampsie ist ein häufiges Problem im fortgeschrittenen Schwangerschaftsstadium. Warnsignale sind: erhöhter Blutdruck, über 140/90, übermäßige Gewichtszunahme, Schwellungen der Knöchel, Füße oder Arme; Spuren von Eiweiß im Urin.

Steigt der Blutdruck unbehandelt weiter, so könnte es zum höchst gefährlichen Zustand der Eklampsie kommen, bei der krampfartige Anfälle und Bewußtlosigkeit auftreten.
Behandlung Ihr Arzt wird Ihnen wahrscheinlich Bettruhe verordnen. Um Ihren Blutdruck zu senken, bekommen Sie sofort Medikamente und eine salzlose Ernährung verordnet.

Sind die Symptome schwerwiegend, werden Sie ins Krankenhaus eingeliefert, auch dann wenn Sie sich ansonsten gesund fühlen.

RHESUS-UNVERTRÄGLICHKEIT
Bei der ersten Vorsorgeuntersuchung wird Blut abgenommen, unter anderem um den Rhesusfaktor zu bestimmen, der positiv oder negativ ist. Ungefähr 15 Prozent der Menschen sind Rhesus-negativ. Falls Sie zu dieser Gruppe gehören, werden Sie nur dann Schwierigkeiten während der Schwangerschaft haben, wenn Ihr Baby Rhesus-positiv ist. Ihre Blutgruppen vertragen sich dann nicht, und obwohl beim ersten Baby die Gefahr gering ist, könnten bei späteren Schwangerschaften Probleme auftauchen.
Behandlung Ist Ihr erstes Kind Rhesus-positiv und Sie eine Rhesus-negative Mutter, erhalten Sie bald nach der Geburt eine schützende Injektion mit Anti-Rhesus-Globulin. Dadurch werden die Probleme bei zukünftigen Schwangerschaften verhindert.

NOTSIGNALE

Wenden Sie sich beim Auftauchen folgender Symptome sofort an einen Arzt:
▶ starke Kopfschmerzen, die nicht verschwinden;
▶ Nebelschleier oder Flimmern vor den Augen;
▶ starke, lang anhaltende Bauchschmerzen;
▶ vaginale Blutung;
▶ Platzen der Fruchtblase oder Verlust von Fruchtwasser;
▶ häufiges, schmerzhaftes Urinieren.

Verständigen Sie Ihren Arzt innerhalb von 24 Stunden bei folgenden Symptomen:
▶ geschwollene Hände, Knöchel, Gesicht;
▶ starkes, mehrmaliges Erbrechen;
▶ Fieber über 38,5 °C.
▶ in 12 Stunden keine oder weniger als 10 Kindesbewegungen (nach der 28. Woche).

FEHLGEBURT

Mit diesem Begriff wird die Beendigung einer Schwangerschaft vor der 28. Woche bezeichnet. Die Mehrzahl der Fehlgeburten tritt in den ersten 12 Wochen auf, häufig bevor eine Frau überhaupt weiß, daß sie schwanger ist. Sie sind oft auf Fehlentwicklungen beim Embryo zurückzuführen. Eine Fehlgeburt wird fast immer von einer Blutung aus der Scheide eingeleitet. Wenn Sie sofort Ihren Arzt verständigen und sich hinlegen, können Sie eine Fehlgeburt eventuell vermeiden.

Drohende Fehlgeburt
Ist die Blutung leicht und nicht von Schmerzen begleitet, kann die Schwangerschaft oft gerettet werden. Ihr Arzt wird Ihnen wahrscheinlich völlige Bettruhe verordnen, die Blutung wird aufhören, und wenn Sie Ihre Aktivitäten einige Tage einschränken, sollte die Schwangerschaft normal weiterverlaufen – ohne ein erhöhtes Risiko für Mißbildungen beim Baby. Sie müssen vielleicht einen weiteren Schwangerschaftstest oder eine Ultraschalluntersuchung (siehe S. 33) machen lassen.

Echte Fehlgeburt
Eine schwere, von Schmerzen begleitete Blutung deutet darauf hin, daß es zu einer Fehlgeburt gekommen ist. Möglicherweise sind noch Reste des Schwangerschaftsgewebes in der Gebärmutter vorhanden und müssen operativ entfernt werden.

Ihre Gefühle
Auch dann, wenn Sie ein Baby am Anfang einer Schwangerschaft verlieren, werden Sie den Verlust intensiv spüren. Andere Menschen verstehen nicht immer, daß Sie um Ihr Baby trauern, um den Verlust verarbeiten zu können. Frauen machen sich häufig darüber Sorgen, ob sie jemals ein normales, gesundes Baby zur Welt bringen werden. Schuldgefühle treten auf, obwohl sie nicht berechtigt sind – es ist wirklich nicht Ihr Fehler. Sobald Sie es wünschen, können sexuelle Beziehungen wieder aufgenommen und ein erneuter Schwangerschaftsversuch unternommen werden. Wenn Sie nicht wiederholte Fehlgeburten erlebt haben, gibt es keinen Grund, warum Ihre nächste Schwangerschaft nicht erfolgreich verlaufen sollte.

UNTERENTWICKLUNG

Es kommt vor, daß ein Baby sich im Mutterleib nicht richtig entwickelt und bei der Geburt kleiner als normal ist. Eine solche Unterentwicklung kann auftreten, weil die schwangere Mutter geraucht oder sich schlecht ernährt oder weil die Plazenta nicht richtig gearbeitet hat (beispielsweise wenn die Mutter eine Krankheit hat, wie Diabetes).

Behandlung Stellt sich heraus, daß Ihr Baby außergewöhnlich klein ist, wird Ihre Schwangerschaft sehr sorgfältig überwacht, um die Entwicklung des Babys zu kontrollieren und für ausreichende Blutzufuhr zu sorgen. Hört das Baby auf zu wachsen, oder scheint es in Not zu sein, wird die Geburt eingeleitet, oder es wird ein Kaiserschnitt vorgenommen (siehe S. 66).

ZWILLINGE

Schwangerschaft und Geburt werden in der Regel normal verlaufen. Möglicherweise werden die Wehen frühzeitiger einsetzen. Und natürlich kommt es zu zwei Geburtsvorgängen. Die Wahrscheinlichkeit, daß Komplikationen wie Blutarmut, Präklampsie und abnormale Geburtslagen auftreten, ist etwas größer. Sie werden vielleicht auch feststellen, daß die normalen Schwangerschaftsbeschwerden verstärkt auftreten, besonders während der letzten Monate.

Behandlung Regelmäßige Vorsorgeuntersuchungen sind bei einer Zwillingsschwangerschaft absolut notwendig, damit mögliche Komplikationen sofort erkannt werden. Eine Mehrlingsschwangerschaft bedeutet für Ihren Körper eine zusätzliche Strapaze, achten sie also besonders auf Ihre Körperhaltung, und ruhen Sie sich soviel wie möglich aus.

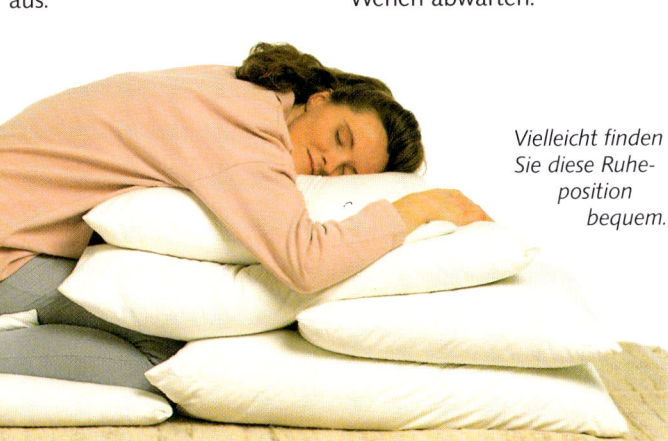

BLUTUNGEN

Wenn Sie irgendwann während Ihrer Schwangerschaft feststellen, daß Sie eine vaginale Blutung haben, verständigen Sie sofort Ihren Arzt, und legen Sie sich ins Bett. Vor der 28. Woche deuten Blutungen aus der Scheide auf eine drohende Fehlgeburt hin. Nach der 28. Woche können sie auf Blutungen der Plazenta zurückzuführen sein, die entweder angefangen hat, sich von der Gebärmutterwand zu lösen oder im unteren Teil der Gebärmutterwand liegt und den Muttermund ganz oder teilweise zudeckt.

Behandlung Die Plazenta ist für den Fetus lebensnotwendig. Vermutet der Arzt, daß die Plazenta gefährdet ist, wird er Sie wahrscheinlich gleich ins Krankenhaus einweisen. Dort werden Sie möglicherweise bis zu der Geburt bleiben müssen. Wenn Sie schon viel Blut verloren haben, werden Sie wahrscheinlich eine Transfusion bekommen, und die Geburt wird so bald wie möglich eingeleitet, bzw. es wird ein Kaiserschnitt gemacht (siehe S. 63). Tritt einige Wochen vor dem Entbindungstermin eine leichte Blutung auf, wird der Arzt Sie unter verstärkter Beobachtung halten und das natürliche Einsetzen der Wehen abwarten.

Vielleicht finden Sie diese Ruheposition bequem.

Häufige Beschwerden

Während Ihrer Schwangerschaft werden Sie unter einer Vielzahl ungewohnter Beschwerden leiden. Viele von ihnen werden durch hormonelle Veränderungen, andere durch die erhöhten körperlichen Anforderungen der Schwangerschaft verursacht. Sie sollten Ihren Arzt verständigen, wenn Sie eine der auf Seite 34 aufgeführten Beschwerden (Notsignale) haben.

BESCHWERDEN	SYMPTOME	BEHANDLUNG
Ausschlag 3 Tritt normalerweise bei Frauen auf, die Übergewicht haben und viel schwitzen. Kann durch hormonelle Veränderungen verursacht werden.	Roter Hautausschlag, der gewöhnlich in Hautfalten unter den Brüsten oder in der Leistengegend auftritt.	▶ Halten Sie die betroffenen Hautstellen sauber und trocken. Verwenden Sie nur unparfümierte Seife. ▶ Tragen Sie eine lindernde Lotion oder Körperpuder auf. ▶ Tragen Sie weite Bekleidung aus Naturfasern.
Hämorrhoiden 2 3 Durch den Druck des Babykopfes im Becken schwellen die Blutgefäße im After an. Druck beim Stuhlgang wird das Problem verschlimmern. Leichte Hämorrhoiden verschwinden meist ohne Behandlung nach der Geburt.	Jucken, Wundsein, möglicherweise Schmerzen und Blutverlust beim Stuhlgang.	▶ Vermeiden Sie Verstopfung. ▶ Stehen Sie nicht über längere Zeiträume. ▶ Legen Sie bei starkem Juckreiz eine Eispackung auf. ▶ Bei unnachgiebigen Hämorrhoiden verschreibt Ihnen Ihr Arzt eine lindernde Creme.
Harnfluß 3 Verursacht durch Schwäche der Beckenbodenmuskeln (siehe S. 41) und den Druck des wachsenden Babys auf Ihre Blase.	Auslaufen von Urin beim Laufen, Husten, Niesen oder Lachen.	▶ Leeren Sie Ihre Blase häufig. ▶ Trainieren Sie Ihre Beckenbodenmuskulatur regelmäßig. ▶ Vermeiden Sie schweres Heben und Verstopfung.
Krämpfe 3 Wahrscheinlich auf Kalziummangel zurückzuführen.	Schmerzhaftes Zusammenziehen der Muskeln, normalerweise in der Wade und im Fuß, oft nachts. Wird häufig durch Strecken des Beins bei gespitzten Zehen ausgelöst.	▶ Sehr kräftige Massage. ▶ Nach Abklingen der Schmerzen einige Minuten herumlaufen, um den Kreislauf zu verbessern. ▶ Suchen Sie Ihren Arzt auf, der Ihnen eventuell Kalzium und Vitamin D verschreibt.
Krampfadern 1 2 3 Die Wahrscheinlichkeit, Krampfadern zu bekommen, ist größer, wenn Sie im späteren Alter schwanger werden, Sie Übergewicht haben oder Krampfadern in Ihrer Familie häufig auftreten. Langes Stehen und Sitzen mit übereinandergeschlagenen Beinen kann das Problem verschlimmern.	Die Beine schmerzen. Die Adern erscheinen als dunkelviolette Linien.	▶ Ruhen Sie sich mit hochgelegten Beinen aus. Versuchen Sie mit hochgelegten Beinen zu schlafen, indem sie einen Keil unter das Fußende Ihrer Matratze legen. ▶ Machen Sie Fußgymnastik. ▶ Stützstrumpfhosen können helfen.

Die fettgedruckten Zahlen nach den einzelnen Beschwerden beziehen sich auf das Schwangerschaftsdrittel, in dem die Probleme am häufigsten auftreten.

Rückenschmerzen, Seite 40
Pigmentierung, Seite 17

Hocken Sie sich beim Treppensteigen hin, wenn Sie eine Verschnaufpause brauchen. Halten Sie sich am Treppengeländer fest.

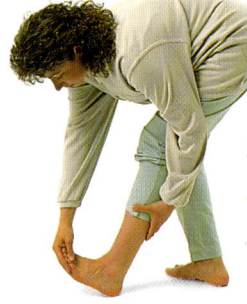

Ziehen Sie Ihren Fuß zum Körper, und massieren Sie die Wade kräftig, um schmerzhafte Krämpfe zu lindern.

HÄUFIGE BESCHWERDEN

BESCHWERDEN	SYMPTOME	BEHANDLUNG
Kurzatmigkeit 3 Bei fortgeschrittener Schwangerschaft drückt das Baby gegen das Zwerchfell und hindert beim Ein- und Ausatmen.	Kurzatmigkeit bei körperlicher Anstrengung oder sogar beim Sprechen.	▶ Setzen oder legen Sie sich hin, wenn Sie Luft brauchen. ▶ Benutzen Sie nachts ein zusätzliches Kopfkissen.
Müdigkeit 1 3 Wird durch die erhöhten körperlichen Anforderungen der Schwangerschaft verursacht.	Starkes Verlangen, zwischendurch zu schlafen. Bedürfnis, morgens länger zu schlafen.	▶ Ruhen Sie sich so häufig wie möglich aus. Machen Sie Entspannungsübungen. ▶ Gehen Sie früher ins Bett. ▶ Überanstrengen Sie sich nicht.
Ödeme 3 Schwellungen sind bis zu einem gewissen Grad während der Schwangerschaft normal, da der Körper erhöht Wasser ansammelt. Sie sind kein Grund zur Besorgnis.	Leichtes Anschwellen der Hand- und Fußknöchel, besonders bei warmem Wetter und abends. Es sollten aber keine Schmerzen auftreten. Morgens haben Sie manchmal so stark geschwollene Finger, daß Sie Ihre Ringe nicht mehr aufstecken können.	▶ Ruhen Sie sich mit hochgelegten Füßen aus. ▶ Machen Sie Fußgymnastik. Halten Sie die Hände über Ihren Kopf, bewegen und strecken Sie Ihre Finger. ▶ Befragen Sie Ihren Arzt. Stärker geschwollene Gliedmaßen können ein Anzeichen für Präeklampsie sein (siehe S. 34).
Schlaflosigkeit 1 2 3 Dieses Problem kann auftreten, weil das Baby Sie nachts tritt, Sie häufig auf die Toilette müssen oder weil Ihr Bauch Sie keine bequeme Lage finden läßt. Ihr Arzt wird sich schwertun, Ihnen Schlafmittel zu verschreiben.	Schwierigkeiten, einzuschlafen oder nach dem Erwachen wieder einzuschlafen. Einige Frauen haben Alpträume von Ihrem Baby oder der bevorstehenden Geburt.	▶ Lesen Sie vor dem Schlafen ein Buch, machen Sie Entspannungsübungen, oder baden Sie warm. ▶ Experimentieren Sie mit zusätzlichen Kissen. Wenn Sie auf Ihrem Rücken schlafen, legen Sie ein Kissen unter Ihre Oberschenkel.
Schwangerschaftsstreifen 2 3 Streifen entstehen, wenn sich Ihre Haut über ihre normale Elastizität hinaus dehnt. Beispielsweise kann Gewichtszunahme Dehnungsstreifen verursachen. Diese Streifen verschwinden nur selten ganz, obwohl sie mit der Zeit schmaler und blasser werden.	Streifen, die auf den Hüften, den Schenkeln, dem Bauch und den Brüsten auftreten können.	▶ Vermeiden Sie es, zu schnell zuzunehmen. ▶ Cremes und Öle mögen die Haut weicher machen, sie haben aber auf das Verschwinden der Streifen keinen Einfluß.
Schwindelgefühl 1 3 Ihr Blutdruck ist während der Schwangerschaft niedriger, was häufig zu Schwindelgefühl führt.	Schwindel, Schwanken und das Bedürfnis, sich hinzusetzen oder hinzulegen.	▶ Vermeiden Sie langes Stehen. ▶ Wenn Sie merken, daß ein Schwächeanfall naht, setzen Sie sich hin und legen Sie den Kopf zwischen die Knie, bis Sie sich wohler fühlen. ▶ Steigen Sie vorsichtig aus dem heißen Bad. Springen Sie vom Liegen nicht plötzlich auf, drehen Sie sich erst auf eine Seite bevor Sie sich aufrichten.
Schwitzen 2 3 Wird in der Schwangerschaft durch hormonelle Veränderungen und erhöhte Blutzufuhr zur Haut verursacht.	Sie schwitzen nach leichter Anstrengung stark oder wachen nachts schweißgebadet auf.	▶ Tragen Sie leichte Baumwollkleidung. Meiden Sie Chemiefasern. ▶ Schlafen Sie bei geöffnetem Fenster. ▶ Trinken Sie reichlich.

Viele aufeinandergestapelte Kopfkissen sind bequem, wenn Sie an Sodbrennen oder Schlaflosigkeit leiden.

Um Übelkeit zu bekämpfen, essen Sie trockenes Brot oder Obst. Ingwerkekse und Mineralwasser haben eine lindernde Wirkung.

ALLES ÜBER SCHWANGERSCHAFT UND GEBURT

■ BESCHWERDEN ■	■ SYMPTOME ■	■ BEHANDLUNG ■
Sodbrennen 3 Das Ventil am Mageneingang entspannt sich aufgrund hormoneller Veränderungen in der Schwangerschaft und ermöglicht kleinen Mengen Säure, in die Speiseröhre zu gelangen.	Ein brennendes Gefühl hinter dem Brustbein.	▶ Vermeiden Sie große Mahlzeiten, stark gewürzte und fritierte Nahrungsmittel. ▶ Trinken Sie warme Milch, bevor Sie ins Bett gehen, und stützen Sie sich im Bett gut ab. ▶ Medikamente gegen Magenübersäuerung können verschrieben werden.
Soor 1 2 3 Hormonelle Veränderungen in der Schwangerschaft erhöhen die Wahrscheinlichkeit des Soorbefalls. Sollte vor der Geburt behandelt werden, da es sonst den Mund des Babys befallen und sein Trinken erschweren kann. Wird oft durch die Verwendung von Seife verschlimmert.	Dicker, weißer Ausfluß, begleitet von starkem Jucken. Kann beim Wasserlassen Schmerzen verursachen.	▶ Benutzen Sie keine Seife. ▶ Tragen Sie keine Nylon-Wäsche und enge Hosen. Benutzen Sie kein Intimspray. ▶ Fragen Sie Ihren Arzt. Er wird Ihnen Zäpfchen oder Cremes verschreiben.
Übelkeit 1 Oft eines der ersten Anzeichen einer Schwangerschaft. Sie kann zu jeder Tageszeit auftreten. Müdigkeit kann die Übelkeit verschlimmern. Verschwindet meist nach der 12. Woche, kann aber manchmal später wieder auftauchen.	Gefühl der Übelkeit, häufig wenn Sie Nahrungsmittel oder Zigarettenrauch riechen. Tritt oft zu einer bestimmten Tageszeit auf.	▶ Lutschen oder knabbern Sie etwas, um die Übelkeit im Griff zu halten. ▶ Meiden Sie Nahrungsmittel und Gerüche, die bei Ihnen Übelkeit hervorrufen. ▶ Essen Sie häufig kleinere Mahlzeiten über den ganzen Tag verteilt.
Urindrang 1 3 Die Gebärmutter drückt auf die Blase. Das Problem nimmt im mittleren Teil der Schwangerschaft ab.	Das dringende Bedürfnis, häufig Wasser zu lassen.	▶ Wenn Sie nachts häufig aufstehen müssen, trinken Sie weniger, bevor Sie ins Bett gehen. ▶ Sollten Sie beim Wasserlassen Schmerzen haben, suchen Sie Ihren Arzt auf, Sie könnten eine Entzündung haben.
Vaginaler Ausfluß 1 2 3 Erhöhung der normalen Schleimabsonderung aufgrund hormoneller Veränderungen in der Schwangerschaft.	Leicht vermehrter, klarer, weißlicher Ausfluß, ohne Wundsein, Schmerzen oder Jucken.	▶ Vermeiden Sie Intimspray und parfümierte Seife. ▶ Tragen Sie eine Slipeinlage. ▶ Fragen Sie Ihren Arzt, falls Juckreiz, Wundsein oder leichte Blutungen auftreten.
Verstopfung 1 2 3 Das Schwangerschaftshormon Progesteron entspannt die Muskeln der Eingeweide und verlangsamt so die Darmbewegung. Dies führt leicht zur Verstopfung.	Unregelmäßiger harter, trockener Stuhl.	▶ Essen Sie ballaststoffreiche Nahrung, und trinken Sie viel, vorzugsweise Wasser. Gehen Sie bei Bedarf zur Toilette. ▶ Treiben Sie regelmäßig Gymnastik. ▶ Nehmen Sie verschriebene Eisenpräparate nach den Mahlzeiten mit reichlich Flüssigkeit ein. ▶ Suchen Sie bei dauerhafter Verstopfung Ihren Arzt auf. Nehmen Sie keine Abführmittel.
Zahnfleischbluten 1 2 3 Das Zahnfleisch ist während der Schwangerschaft weich und verletzbar. Zahnfleischbluten tritt häufig auf.	Zahnfleischbluten, besonders nach dem Zähneputzen.	▶ Suchen Sie regelmäßig Ihren Zahnarzt auf, sagen Sie ihm, daß in dieser Zeit keine Röntgenaufnahmen oder Vollnarkosen gemacht werden sollen.

Kreisen Sie mit den Füßen und Knöcheln, um den Kreislauf zu verbessern.

Ruhen Sie sich aus, und legen Sie dabei die Beine hoch, auf mindestens zwei Kissen. Stützen Sie Ihr Kreuz mit einem weiteren Kissen.

Fit und aktiv bleiben

Schwangerschaft, Wehen und Geburt stellen an Ihren Körper große Ansprüche. Je intensiver Sie sich körperlich darauf vorbereiten, desto besser werden Sie diese Zeit überstehen. Haben Sie eine gute körperliche Verfassung, dann werden Sie auch nach der Geburt wesentlich schneller wieder Ihre gute Figur zurückgewinnen. Ebenso wichtig ist es, sich entspannen zu lernen. Dies hilft Ihnen, sich zu beruhigen und besser mit den Wehen fertigzuwerden. Weiter erreichen Sie dadurch einen Abbau von Streß und eine bessere Durchblutung der Plazenta. Selbst wenn Sie sonst keine Anhängerin von gymnastischen Übungen sind, sollten Sie die auf den folgenden Seiten beschriebenen Übungen machen. Sie sind so ausgewählt, daß Sie damit Ihre Gelenke und Muskeln für die Wehen und die Geburt stärken können. Sie können mit den Übungen beginnen, sobald Sie wissen, daß Sie schwanger sind. Turnen Sie zu Hause oder in Gymnastikkursen für Schwangere.

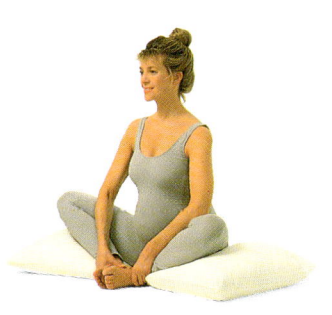

Richtig aktiv sein

Falls Sie Sport treiben, können Sie während der Schwangerschaft damit fortfahren. Allerdings gibt es einige Vorbehalte:

▶ Die Schwangerschaft ist nicht die Zeit, in der Sie zu Höchstleistungen streben sollten. Fahren Sie mit den normalen Übungen fort. Sagen Sie Ihrem Übungsleiter oder Trainer, daß Sie schwanger sind.

▶ Strengen Sie sich nicht bis zu dem Punkt an, bei dem Sie außer Atem kommen oder erschöpft sind.

▶ Vermeiden Sie Sportarten, bei denen die Gefahr besteht, daß Sie sich den Bauch verletzen könnten, beispielsweise Reiten, Skilaufen oder Wasserskilaufen.

▶ Schwimmen ist eine ausgezeichnete und sichere Sportart während einer Schwangerschaft, auch deshalb, weil das Wasser den Körper unterstützt.

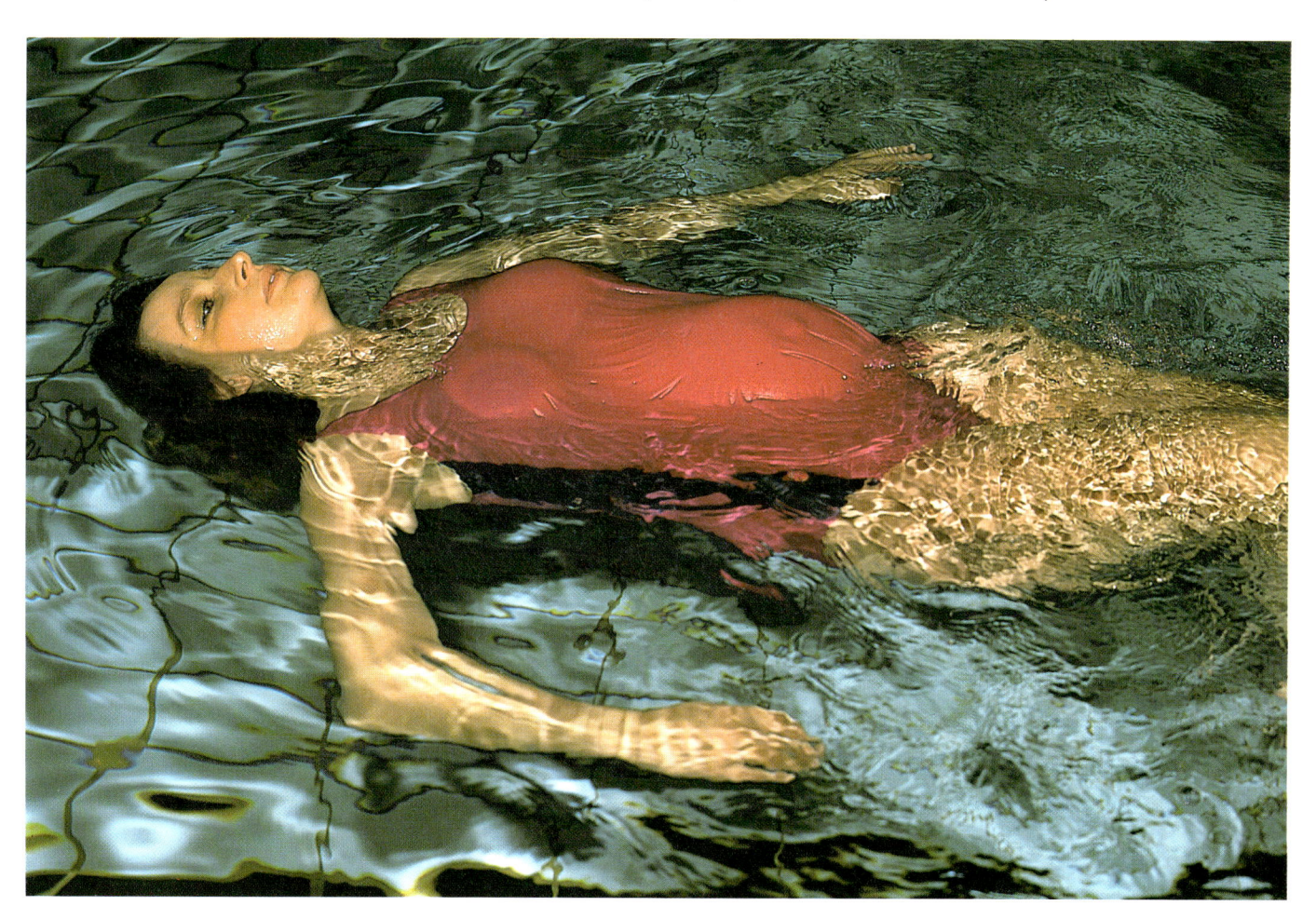

Kümmern Sie sich um Ihren Körper

Während der Schwangerschaft ist es wichtig, daß Sie eine richtige Körperhaltung haben, damit Ihre Wirbelsäule nicht überbeansprucht wird. Sie werden wahrscheinlich häufig Rückenschmerzen haben; das Gewicht des Babys zieht Sie nach vorne, so daß Sie sich oft zurücklehnen, um das größere Gewicht auszugleichen. Dabei werden die Muskeln des unteren Rückens sowie des Beckenbodens besonders in der Spätschwangerschaft überbeansprucht.

Achten Sie auf Ihre Körperhaltung. Vermeiden Sie unnötige Belastungen durch das Heben schwerer Lasten, und versuchen Sie, Ihren Rücken möglichst lang zu strecken. Tragen Sie flache Schuhe, denn hohe Absätze verlagern Ihr Gewicht noch weiter nach vorne.

SCHÜTZEN SIE IHRE WIRBELSÄULE

Um Rückenschmerzen vorzubeugen, sollten Sie Ihren Körper bei den alltäglichen Aktivitäten bewußt einsetzen: ob Sie ein Kleinkind oder Einkaufstaschen tragen, ob Sie Garten- oder Küchenarbeit verrichten. Die Schwangerschaftshormone dehnen die Muskeln des unteren Rückens und lassen sie schlaffer werden. Sie können diese leicht überbeanspruchen, wenn Sie sich zu schnell beugen, aufrichten oder etwas nicht richtig heben.

Arbeiten Sie nahe am Boden
Machen Sie möglichst viel am Boden, knien Sie sich bei der Arbeit hin, anstatt sich zu bücken.

Vom Liegen aufstehen
Rollen Sie sich auf die Seite, gehen Sie in die Knie, und gebrauchen Sie dann die Kraft Ihrer Oberschenkel, um sich aufzurichten. Halten Sie dabei Ihren Rücken gerade.

DIE RICHTIGE KÖRPERHALTUNG

Sie können vor einem Wandspiegel überprüfen, ob Sie die richtige Körperhaltung haben. Strecken Sie Ihren Rücken, damit das Gewicht des Babys zentriert ist und von der Oberschenkel-, Beckenboden- und Bauchmuskulatur getragen wird. So bekommen Sie weniger Rückenschmerzen. Außerdem werden Ihre Bauchmuskeln trainiert, was die Wiederherstellung Ihrer früheren Figur nach der Geburt erleichtert.

Senken Sie Ihre Schultern und drücken Sie sie nach hinten.

Halten Sie Ihren Rücken gerade.

Heben Sie Ihren Brustkorb an.

Spannen Sie Ihre Bauchmuskeln an.

Spannen Sie den Po.

Beugen Sie die Knie leicht.

Stehen Sie mit leicht geöffneten Füßen.

Schlechte Haltung
Sie ist während der Schwangerschaft nicht ungewöhnlich. Das wachsende Baby verlagert Ihren Schwerpunkt. Zum Ausgleich machen viele Frauen ein übertriebenes Hohlkreuz und strecken den Bauch nach vorn.

Heben und Tragen
Müssen Sie etwas heben, so gehen Sie in die Knie und halten dabei den Rücken so gerade wie möglich. Halten Sie den Gegenstand ganz nahe am Körper. Vermeiden Sie es, Dinge von oben herunterzuheben. Sie können dabei leicht das Gleichgewicht verlieren. Müssen Sie schwere Taschen tragen, so sollten Sie die Gewichte gleichmäßig auf beide Arme verteilen.

Versuchen Sie, Ihr eigenes Gewicht nahe an den Gegenstand zu bringen.

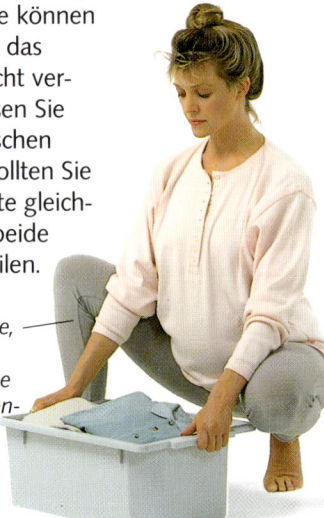

Die Beckenbodenmuskeln

Diese schlingenförmigen Muskeln stützen den Darm, die Gebärmutter und die Blase. Während der Schwangerschaft dehnen sich die Bänder. Wenn der Druck der sich vergrößernden Gebärmutter hinzukommt, werden die Beckenbodenmuskeln geschwächt. Sie können beim Laufen, Niesen, Husten oder Lachen Urin verlieren. Um solche Probleme zu vermeiden, sollten sie stärkende Übungen der Beckenbodenmuskulatur machen.

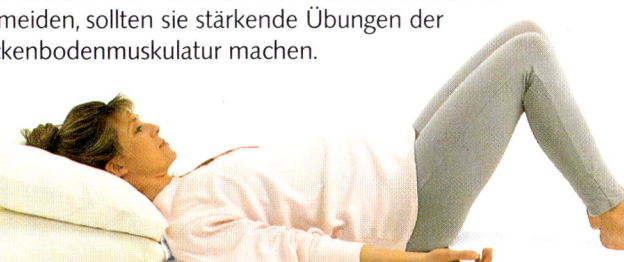

Hüftknochen
Steißbein
Schambein
Beckenboden

Der Beckenboden
Dieser knochige Teil des Beckens wiegt und schützt das Baby in der Gebärmutter. Das Baby muß ihn bei der Geburt durchqueren.

Machen Sie diese Übung im Stehen.
Machen Sie diese Übung im Sitzen.

STÄRKUNG DER BECKENBODENMUSKULATUR
Machen Sie diese Übung häufig, mindestens drei- bis viermal am Tag. Haben Sie die Übung einmal gelernt, können Sie sie überall machen – im Sitzen, Stehen oder beim Gehen. Legen Sie sich mit angezogenen Knien auf den Rücken. Lassen Sie die Füße flach auf dem Boden. Ziehen Sie die Beckenbodenmuskulatur zusammen, als ob Sie beim Wasserlassen innehalten würden. Stellen Sie sich vor, Sie ziehen etwas ganz allmählich in Ihre Scheide hinein, wobei Sie immer wieder anhalten und dann weiter ziehen, bis Sie nicht mehr können. Halten Sie die Muskeln kurz angespannt, bevor Sie mit der Anspannung genauso allmählich nachlassen. Machen Sie diese Übung zehnmal hintereinander.

> **MACHEN SIE DIESE ÜBUNG**
> ▶ wenn Sie auf den Bus warten
> ▶ beim Bügeln oder Kochen
> ▶ bei der Liebe
> ▶ nach dem Wasserlassen.

Beckenkippe

Diese Übung erleichtert die Bewegung des Beckenbodens und ist eine gute Vorbereitung auf die Geburt. Sie stärkt auch die Bauchmuskeln und macht den Rücken flexibler. Sie ist besonders nützlich bei Rückenschmerzen – wenn Sie sie auf allen vieren ausführen, kann Ihr Partner den unteren Teil des Rückens massieren, um Schmerzen zu lindern. Achten Sie darauf, daß Ihre Schultern sich nicht bewegen.

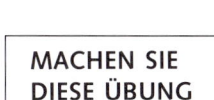

1 Knien Sie sich auf allen vieren hin. Kontrollieren Sie in einem Spiegel, daß Ihr Rücken gerade bleibt.

2 Spannen Sie zunächst Ihre Bauchmuskeln, dann Ihre Schließmuskeln an, und bewegen Sie Ihren Beckenboden nach vorne. Atmen Sie währenddessen aus. Ihr Rücken sollte dabei rund sein. Halten Sie diese Position einige Sekunden, atmen sie dann ein und entspannen Sie die Muskeln. Der Rücken ist nun wieder gerade. Wiederholen Sie diese Übung einige Male, so daß Ihr Beckenboden hin und her schaukelt.

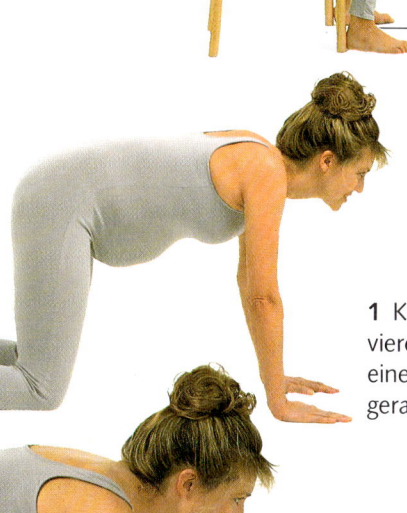

> **MACHEN SIE DIESE ÜBUNG**
> ▶ im Liegen auf dem Rücken
> ▶ im Stehen
> ▶ im Sitzen
> ▶ beim Knien
> ▶ beim Tanzen.

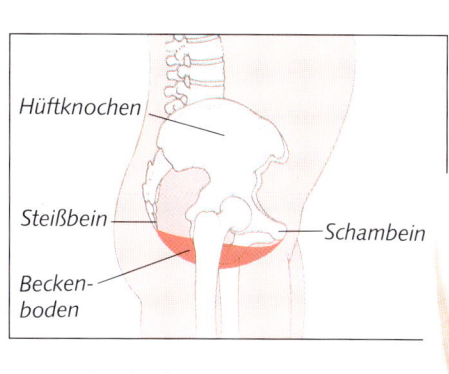

Schneidersitz

Wenn Sie im Schneidersitz sitzen, wird Ihr Rücken gestärkt und Ihre Oberschenkel und Beckenbodenmuskeln beweglicher. Der Blutkreislauf im unteren Körper verbessert sich, und es fällt Ihnen bei der Geburt leichter, Ihre Beine auseinanderfallen zu lassen.

Halten Sie den Rücken gerade.

STÜTZEN SIE SICH MIT KISSEN
Fällt Ihnen der Schneidersitz schwer, so können Sie unter jeden Oberschenkel ein Kissen legen oder sich gegen eine Wand stützen. Halten Sie den Rücken stets gerade.

Strecken Sie die inneren Oberschenkelmuskeln, indem Sie sie mit den Ellbogen nach außen drücken.

SCHNEIDERSITZ
Sie finden den Schneidersitz vielleicht bequemer, wenn sie die Fersen übereinanderlegen. Wechseln Sie ab und zu das vordere Bein.

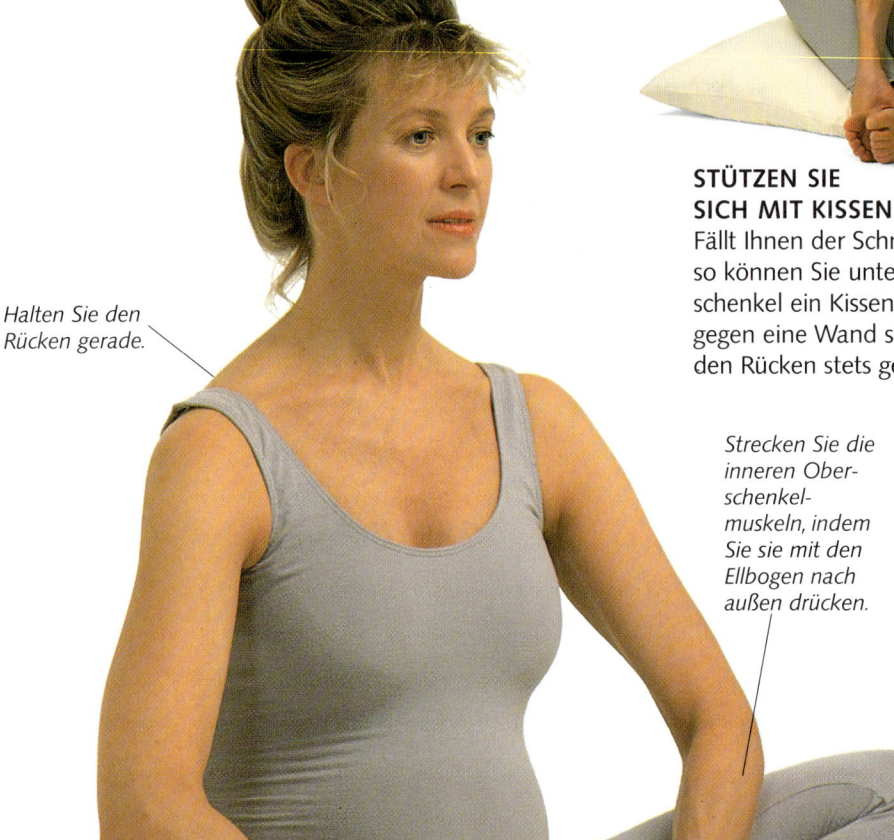

STÄRKUNG DER OBERSCHENKEL
Setzen Sie sich mit geradem Rücken auf den Boden. Legen Sie die Fußsohlen aneinander, und bringen Sie die Fersen so nah wie möglich an den Körper heran. Legen Sie die Hände auf die Fußgelenke, und drücken Sie mit den Ellbogen auf die Knie, 20 Sekunden anhalten. Wiederholen Sie diese Übung mehrmals.

Halten Sie die Füße möglichst nahe am Körper.

WARNUNG
▶ Übertreiben Sie nicht – erkennen Sie Ihre Grenzen.
▶ Niemals bis zur Erschöpfung weitermachen.
▶ Wenn Sie Schmerzen spüren, hören Sie sofort auf.
▶ Legen Sie sich in der späten Schwangerschaft möglichst nicht flach auf den Rücken.

Hocken

Hockübungen machen die Beckengelenke beweglicher, strecken und dehnen die Muskeln des Rückens und der Oberschenkel und lindern Rückenschmerzen. Sie können Ihren Rücken schützen, indem Sie sich nicht beugen, sondern hinhocken. Das Hocken ist auch eine praktische Stellung für die Geburt.

Zu Anfang mag Ihnen die volle Hocke schwerfallen. Stützen Sie sich an einer Wand oder an einem Stuhl ab, und legen Sie Kissen oder eine zusammengerollte Decke unter Ihre Fersen. Stehen Sie nur langsam auf, um Schwindel zu vermeiden.

Falten Sie die Hände zusammen.

Lassen Sie Ihren Rücken lang und gestreckt.

Drücken Sie die Ellbogen gegen Ihre Knie.

Versuchen Sie, mit den Fersen den Boden zu berühren.

Richten Sie die Füße leicht nach außen.

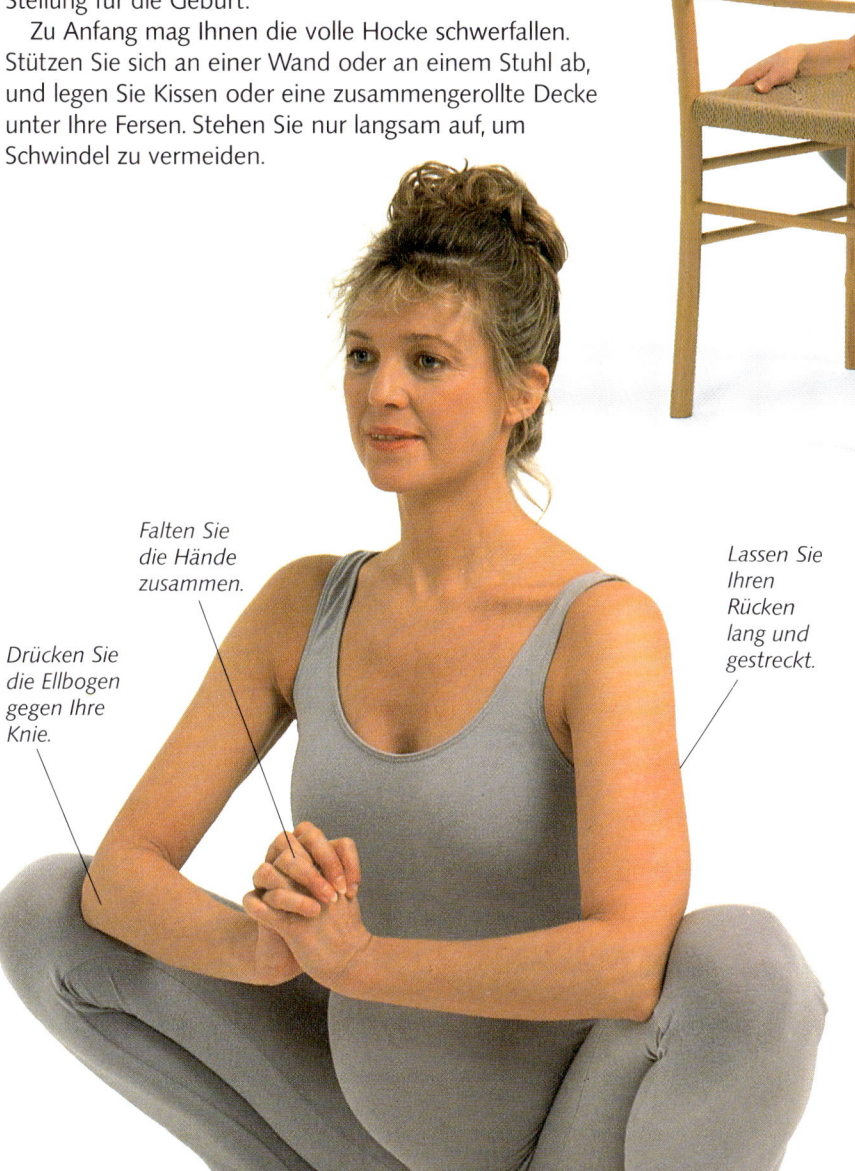

MIT EINEM STUHL
Stellen Sie sich vor einen Stuhl, die Füße leicht auseinander. Halten Sie Ihren Rücken gerade, öffnen Sie die Beine, und gehen Sie, vom Stuhl gestützt, langsam in die Hocke. Bleiben Sie so lange in der Hocke, wie es Ihnen bequem ist. Falls Sie Schwierigkeiten haben, legen Sie eine zusammengerollte Decke unter Ihre Fersen.

> ### GEHEN SIE IN DIE HOCKE,
> ▶ wenn Sie beim Treppensteigen eine Verschnaufpause brauchen;
> ▶ wenn Sie etwas aufheben;
> ▶ wenn Sie eine niedrige Schublade aufmachen;
> ▶ beim Telefonieren;
> ▶ wenn kein Stuhl vorhanden ist.

OHNE HILFEN
Halten Sie den Rücken gerade, und gehen Sie mit gespreizten Füßen in die Hocke. Versuchen Sie, die Fußsohlen flach auf dem Boden zu halten. Drücken Sie mit Ihren Ellenbogen die Knie auseinander.

Entspannung und Atemtechniken

Diese Übungen gehören zu den nützlichsten, die Sie lernen können. Sie sind von unschätzbarem Wert während der Geburt, da das Wissen über die korrekte Atemtechnik und Entspannung der Muskeln Ihnen hilft, die Wehen durchzustehen und Kraft zu sparen. Machen Sie diese Übungen regelmäßig, damit sie bei der Geburt eine natürliche Reaktion werden. Entspannungstechniken werden immer dann hilfreich sein, wenn Sie nervös oder angespannt sind.

Körperliche Entspannung
Nehmen Sie eine bequeme Stellung ein. Legen Sie sich entweder auf den Rücken oder auf die Seite, mit einem Bein angewinkelt, und stützen Sie sich mit Kissen ab. Nun spannen und entspannen Sie die einzelnen Muskeln in jedem Teil Ihres Körpers, bei den Zehen angefangen. Nach acht bis zehn Minuten lassen Sie Ihren ganzen Körper schlaff werden. Versuchen Sie sich schwerzumachen, als würden Sie im Boden versinken.

Liegen Sie auf einer Seite
Eine bequeme Stellung, besonders in der späteren Schwangerschaft, kann die Seitenlage sein. Winkeln Sie ein Bein an und stützen Sie sich mit Kissen. Legen Sie nicht zu viele Kissen unter den Kopf, dies könnte Ihrer Wirbelsäule schaden.

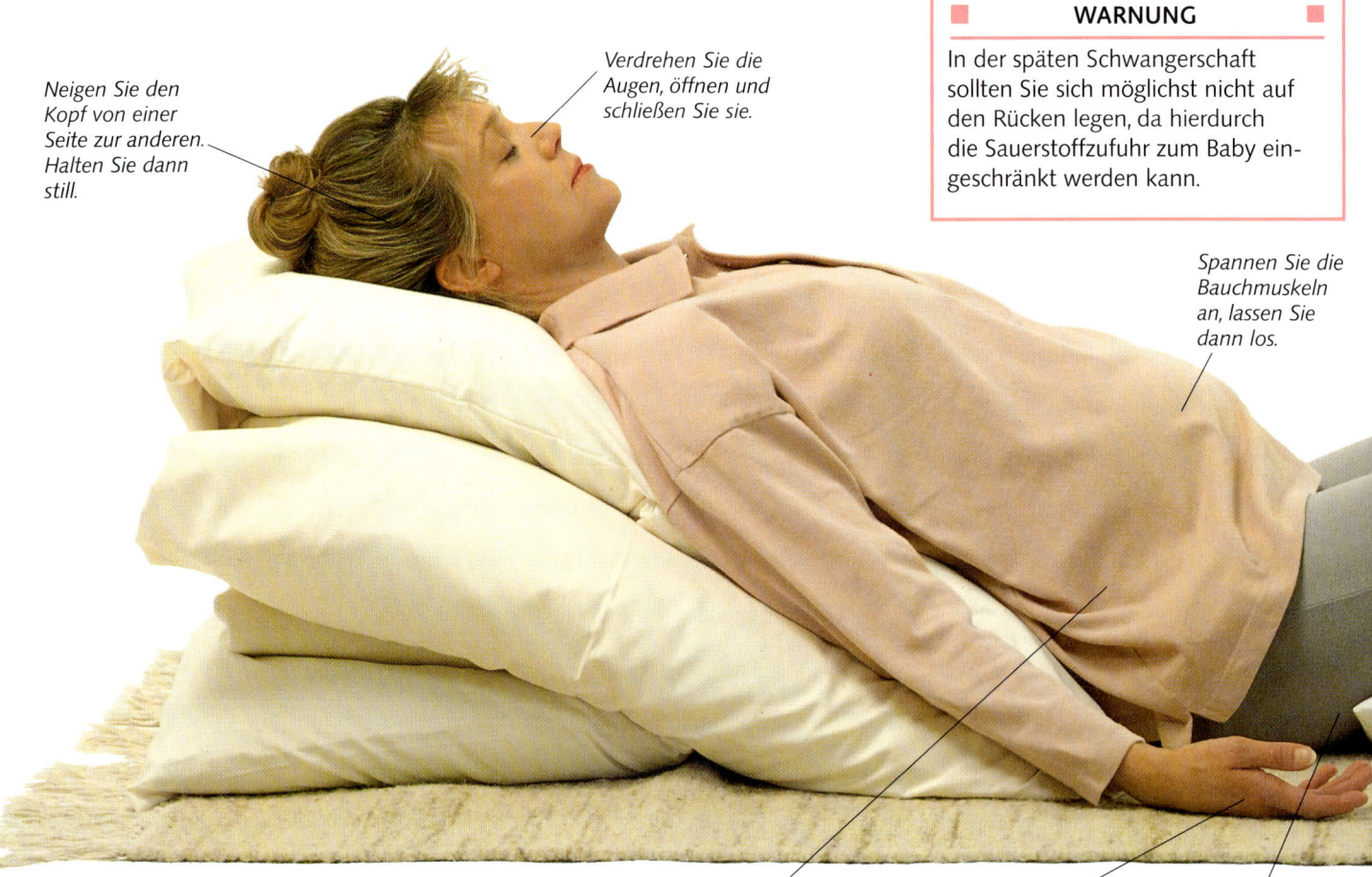

> ### ■ WARNUNG ■
> In der späten Schwangerschaft sollten Sie sich möglichst nicht auf den Rücken legen, da hierdurch die Sauerstoffzufuhr zum Baby eingeschränkt werden kann.

Neigen Sie den Kopf von einer Seite zur anderen. Halten Sie dann still.

Verdrehen Sie die Augen, öffnen und schließen Sie sie.

Spannen Sie die Bauchmuskeln an, lassen Sie dann los.

Machen Sie ein Hohlkreuz, und entspannen Sie den Rücken wieder.

Machen Sie eine Faust, öffnen Sie dann die Hände.

Spannen Sie die Muskeln am Po an, und entspannen Sie sie anschließend.

FIT UND AKTIV BLEIBEN

ATEMTECHNIKEN
Üben Sie die verschiedenen Stufen der Atmung mit Ihrem Partner oder einer Freundin, damit Sie während der Geburt ruhig und entspannt sind und Ihre Atmung auch während den Wehen kontrollieren können.

Leichte Atmung
Diese Art der Atmung wird Ihnen auf dem Höhepunkt der Wehen helfen. Nehmen Sie eine möglichst bequeme entspannte Stellung ein. Atmen Sie durch den Mund ein. Atmen Sie nur mit dem oberen Teil der Lungen, so daß sich der obere Teil der Brust und die Schulterblätter heben und dehnen. Ihr Partner oder eine Freundin kann dies fühlen, indem sie die Hände auf Ihre Schulterblätter legen. Üben Sie, bis Ihre Atemzüge kurz und schnell sind, holen Sie aber auch gelegentlich tief Luft.

Tiefe Atmung
Diese Art der Atmung hat eine beruhigende Wirkung und ist am Anfang und Ende einer Wehe hilfreich. Nehmen Sie eine möglichst bequeme Stellung ein und entspannen Sie sich. Atmen Sie tief durch die Nase, so daß die Lunge sich bis in die Spitzen mit Luft füllt. Wenn jemand die Hände auf den unteren Teil Ihres Rückens legt, sollten die Bewegungen Ihres Brustkorbs zu fühlen sein. Konzentrieren Sie sich nun auf das langsame, sanfte Ausatmen. Der nächste Atemzug sollte ganz natürlich, von sich aus, folgen.

Hecheln
Nach der ersten Geburtsphase werden Sie pressen wollen, obwohl der Muttermund vielleicht noch gar nicht vollständig geöffnet ist. Sie können diesem Preßdrang widerstehen, indem Sie zweimal kurz einatmen und einmal tief ausatmen: Denken Sie dabei »hecheln, hecheln, ausblasen«.

Geistige Entspannung
Während Sie Ihren Körper entspannen, können Sie auch Ihren Geist beruhigen und leeren. Atmen Sie langsam und regelmäßig ein und aus. Denken Sie an ein beruhigendes Wort oder Geräusch. Wiederholen Sie dies still vor sich hin, oder konzentrieren Sie sich auf angenehme Gedanken. Versuchen Sie, aufkommende Gedanken nicht weiterzuverfolgen.

Spannen Sie die Muskeln im Oberschenkel an, lassen Sie dann die Spannung nach.

Strecken Sie Ihre Füße.

Spannen Sie die Wadenmuskeln an, entspannen Sie sie anschließend.

Krallen Sie die Zehen, entspannen Sie sie dann.

Die richtige Ernährung

Ein Baby hat nur eine Nahrungsquelle – das sind Sie. Besonders während der Schwangerschaft ist es deshalb wichtig, daß Ihre Ernährung möglichst abwechslungsreich und ausgewogen ist. Allerdings müssen Sie um Ihre Ernährung kein großes Aufheben machen, noch müssen Sie »für zwei« essen. Sie sollten lediglich eine breite Auswahl der unten aufgeführten frischen Nahrungsmittel – keine Fertignahrung – zu sich nehmen. Dann können Sie sicher sein, daß Sie die Nährstoffe bekommen, die Sie und das Baby brauchen. Sobald Sie wissen, daß Sie schwanger sind, sollten Sie eine Bilanz ziehen: Wie gesund ist meine Ernährung eigentlich?

Lebenswichtige Nährstoffe

KALZIUM

Kalzium ist wichtig, um die gesunde Entwicklung der Knochen und Zähne des Babys zu sichern, die sich von der 8. Woche an bilden. Sie werden die doppelte Menge der normalen Kalziumzufuhr benötigen. Gute Kalziumquellen sind Käse, Milch, Joghurt und grünes Blattgemüse. Molkereiprodukte sind aber auch sehr fetthaltig. Suchen Sie deshalb Produkte mit niedrigem Fettgehalt aus, wie beispielsweise Magermilchjoghurt.

Brot

Magermilch

Käse, Halbfett-Stufe

Sardinen

Den zusätzlichen Tagesbedarf an Kalzium befriedigen mit:
100 g Hartkäse
150 g Sardinen
7 Scheiben Brot
2 Glas Milch

EIWEISS

Nehmen Sie viele eiweißreiche Nahrungsmittel zu sich. Fisch, Fleisch, Nüsse, Hülsenfrüchte und Milchprodukte haben einen hohen Eiweißgehalt. Tierisches Eiweiß enthält allerdings oft auch viel Fett. Wählen Sie daher magere Milchprodukte und mageres Fleisch Verwenden Sie nur frische Eier und kochen Sie sie ausreichend, da rohe Eier Salmonellen übertragen können.

Geflügel

mageres rotes Fleisch

Eier

Linsen

Fisch

Hartkäse

Joghurt

Erdnüsse

Erdnußmus

VITAMIN C

Vitamin C hilft, eine kräftige Plazenta aufzubauen, erhöht Ihre Widerstandskraft gegen Infektionen und erleichtert die Aufnahme von Eisen. Vitamin C ist in frischem Obst und Gemüse enthalten. Es muß täglich neu aufgenommen werden, da es im Körper nicht gespeichert werden kann. Durch lange Lagerung und starkes Kochen wird das Vitamin zerstört, essen Sie also möglichst viel rohes oder gedämpftes Gemüse.

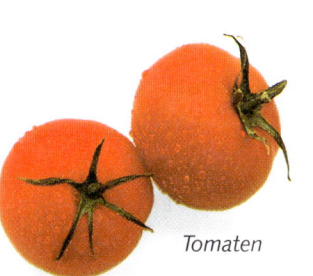

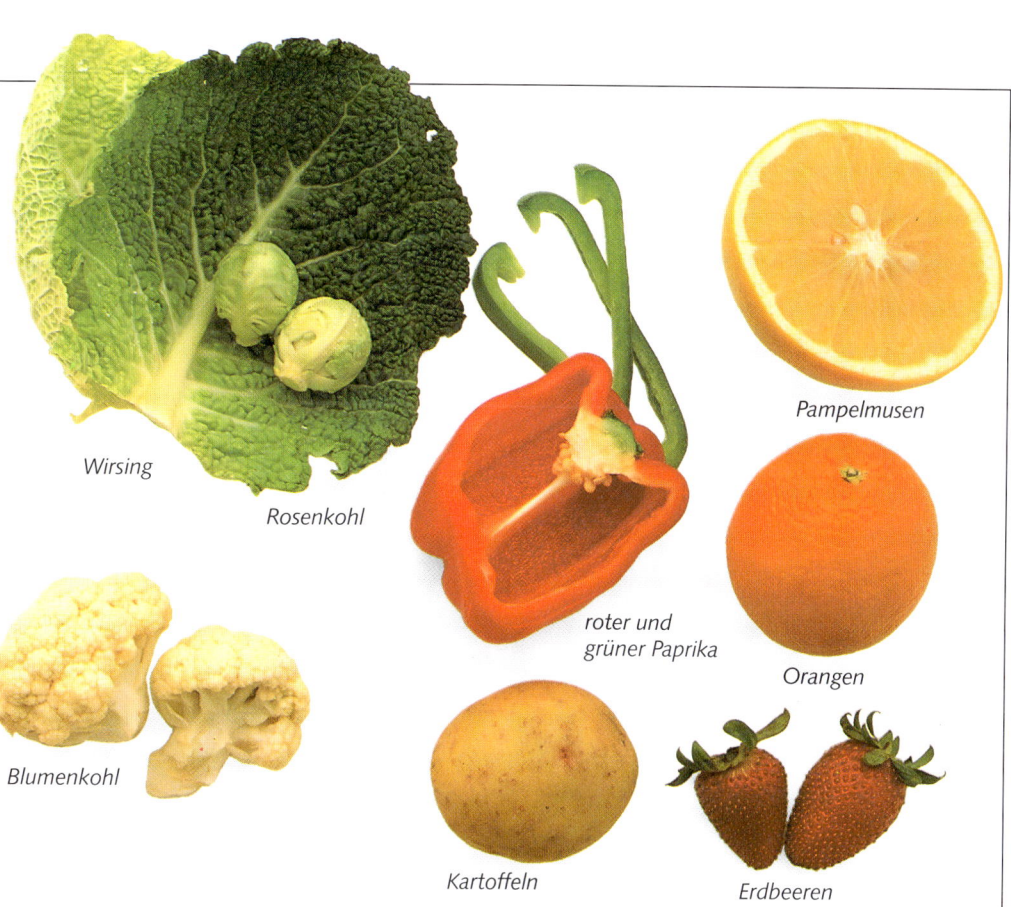

Wirsing
Rosenkohl
Pampelmusen
roter und grüner Paprika
Orangen
Tomaten
Blumenkohl
Kartoffeln
Erdbeeren

BALLASTSTOFFE

Sie sollten täglich Ballaststoffe zu sich nehmen; denn Verstopfung wird mit fortschreitender Schwangerschaft immer stärker zum Problem. Ballaststoffe verhindern Verstopfung. Obst und Gemüse sind auch hier wichtige Quellen. Obendrein dürfen Sie jeden Tag viel davon essen. Beschränken Sie sich nicht auf Kleieprodukte, da diese die Aufnahme anderer Nährstoffe erschweren können.

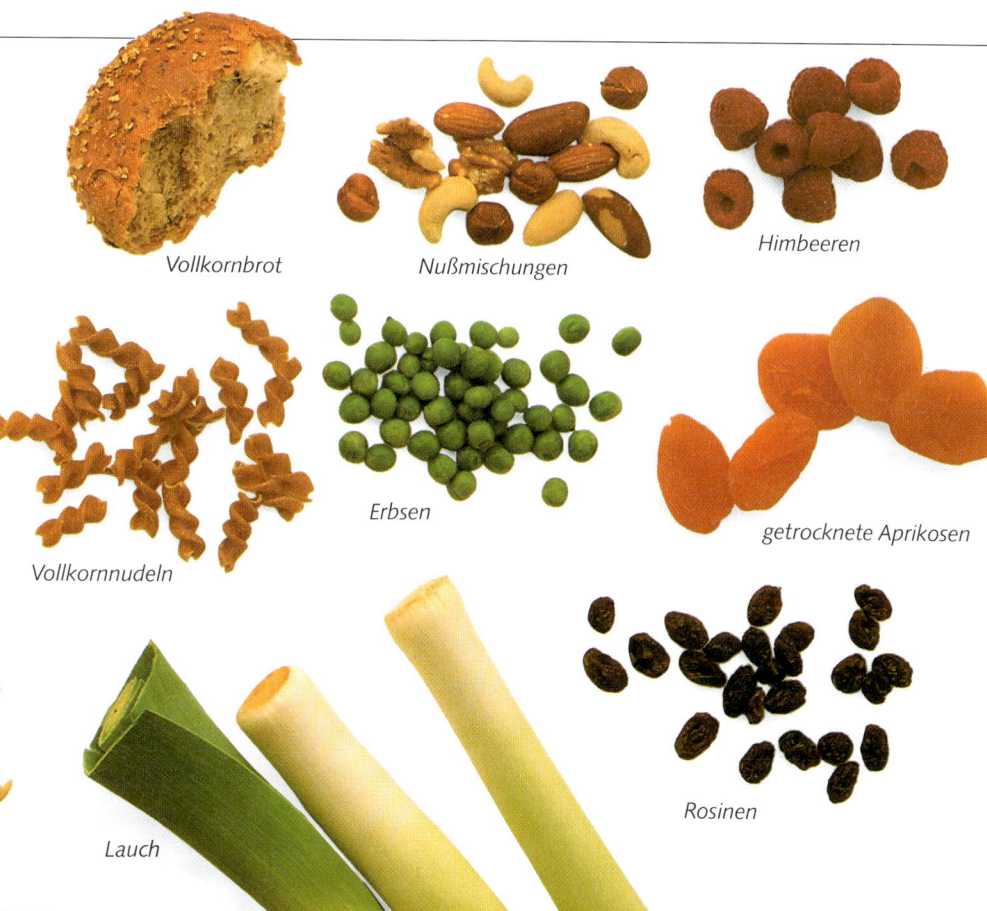

Vollkornbrot
Nußmischungen
Himbeeren
Vollkornnudeln
Erbsen
getrocknete Aprikosen
Naturreis
Lauch
Rosinen

FOLSÄURE

Sie wird besonders während der ersten Schwangerschaftswochen für die Entwicklung des zentralen Nervensystems des Babys gebraucht. Da der Körper Folsäure nicht lagert und sie in der Schwangerschaft vier- bis fünfmal schneller als normal ausgeschieden wird, müssen Sie täglich auf eine ausreichende Zufuhr achten. Dunkelblättriges Gemüse enthält viel Folsäure. Es sollte aber nur roh oder gedämpft gegessen werden.

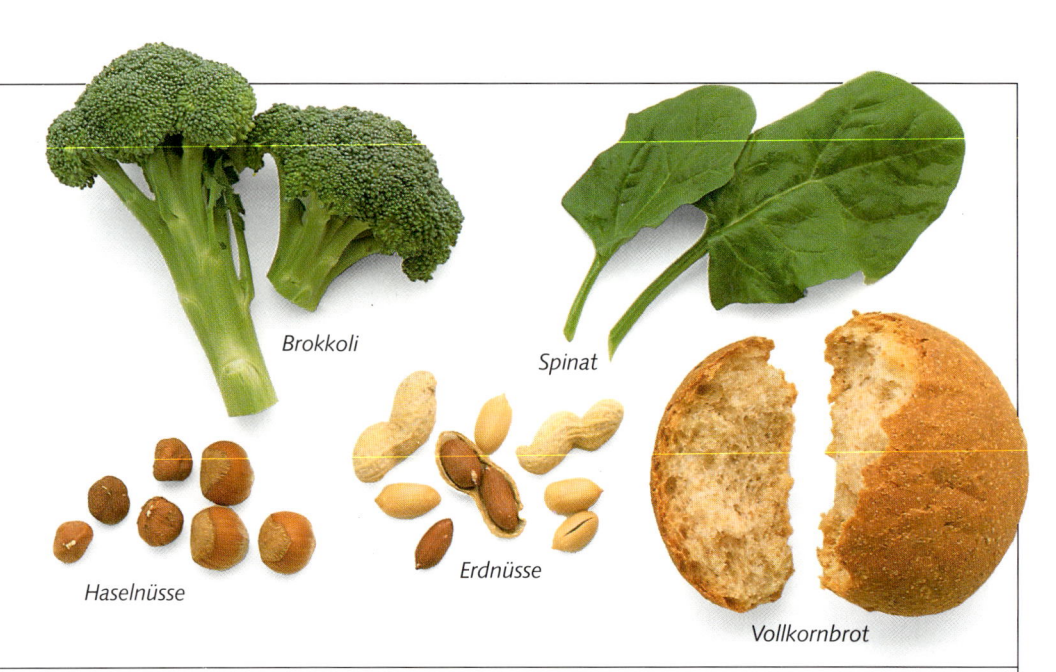

Brokkoli

Spinat

Haselnüsse

Erdnüsse

Vollkornbrot

EISEN

Das Baby muß einen Eisenvorrat für die Zeit nach der Geburt anlegen. Für den Sauerstofftransport in der zusätzlichen Blutmenge, die Ihr Körper während der Schwangerschaft bildet, brauchen auch Sie selbst Eisen. Aus tierischen Quellen wird Eisen leichter aufgenommen als aus Hülsenfrüchten und Trockenobst. Wenn Sie kein Fleisch essen, sollten Sie eisenhaltige und Vitamin C-reiche Nahrungsmittel kombinieren.

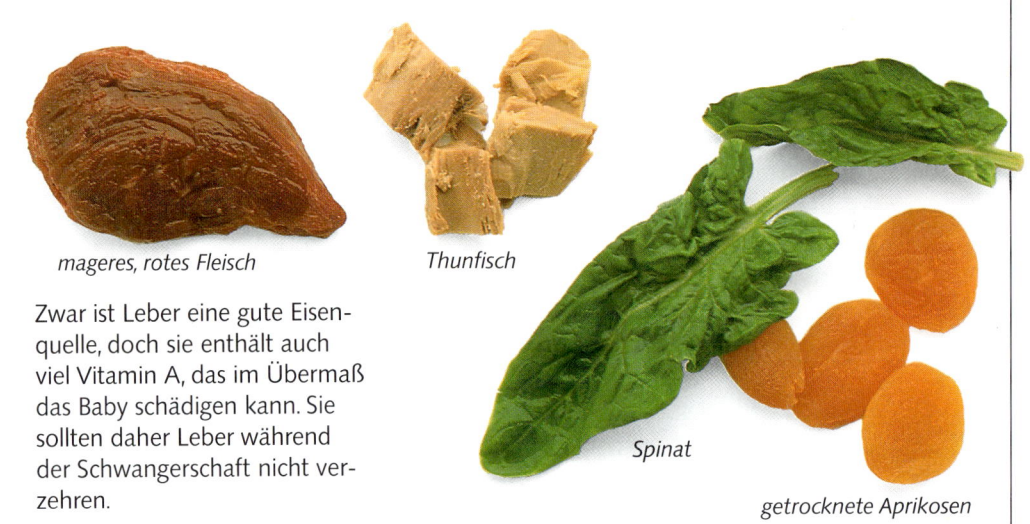

Zwar ist Leber eine gute Eisenquelle, doch sie enthält auch viel Vitamin A, das im Übermaß das Baby schädigen kann. Sie sollten daher Leber während der Schwangerschaft nicht verzehren.

mageres, rotes Fleisch

Thunfisch

Spinat

getrocknete Aprikosen

VEGETARISCHE ERNÄHRUNG

Wenn Sie täglich eine Auswahl von eiweißreichen Nahrungsmitteln, frisches Obst und Gemüse essen, liefern Sie Ihrem Baby alles, was es braucht. Allerdings sollten Sie auf eine ausreichende Aufnahme von Eisen achten. Da der Körper Schwierigkeiten hat, Eisen allein aus pflanzlichen Quellen aufzunehmen, werden Sie möglicherweise Eisenpräparate brauchen. Schwangere Vegetarierinnen, die keine Molkereiprodukte essen, brauchen oft zusätzliches Kalzium, Vitamin D und B 12.

SALZ

Die meisten Menschen nehmen zuviel Salz mit ihrer Nahrung auf. Während der Schwangerschaft ist es noch wichtiger, die aufgenommenen Salzmengen zu verringern, da zuviel Salz Probleme wie Ödeme und Präeklampsie mitverursachen kann (siehe S. 38 und 34).

FLÜSSIGKEIT

Während der Schwangerschaft ist die Aufnahme von ausreichenden Mengen von Flüssigkeit notwendig, um die Nieren gesund zu halten und Verstopfung zu vermeiden. Trinken Sie am besten Mineralwasser – so viel Sie möchten.

DIE HITLISTE DER NAHRUNGSMITTEL

Die folgenden Nahrungsmittel sind hervorragende Quellen für mindestens einen wichtigen Nährstoff.

▶ Käse, Milch, Joghurt: Kalzium, Eiweiß
▶ dunkelgrüne Blattgemüse: Vitamin C, Ballaststoffe, Folsäure
▶ mageres, rotes Fleisch: Eiweiß, Eisen
▶ Orangen: Vitamin C, Ballaststoffe
▶ Geflügel: Eiweiß, Eisen
▶ Sardinen: Kalzium, Eiweiß, Eisen
▶ Fisch: Eiweiß
▶ Vollkornprodukte: Eiweiß, Ballaststoffe, Folsäure

VITAMINPRÄPARATE

In den ersten drei Schwangerschaftsmonaten sind Folsäurepräparate empfehlenswert. Wenn Sie sich abwechslungsreich und mit viel frischen Nahrungsmitteln ernähren, werden Sie keine zusätzlichen Vitaminpräparate brauchen.

Schützen Sie Ihr Baby

Genauso wie die Nährstoffe aus Ihrer Ernährung, können auch schädliche Substanzen, die Sie täglich essen und trinken, die Plazenta passieren und zum Baby gelangen.

VORPRODUZIERTE NAHRUNGSMITTEL
Meiden Sie industriell hergestellte Nahrungsmittel, in Dosen oder als Fertigmischung in Tüten. Solche Produkte enthalten meist zusätzlich Zucker, Salz, Fette sowie unnötige Konservierungs- und Geschmacksstoffe. Studieren Sie die Etiketten sorgfältig, und wählen Sie solche Produkte aus, die entweder keine oder nur geringfügig wenig künstliche Substanzen enthalten.

AUFGEWÄRMTE NAHRUNGSMITTEL
Meiden Sie Gerichte, die in Kantinen, Metzgereien oder Supermärkten vorgekocht und aufgewärmt serviert werden, besonders Geflügel, es sei denn, es ist sehr heiß. Diese Nahrungsmittel können Bakterien enthalten, die das Leben des Babys gefährden können.

MILCHPRODUKTE
Produkte aus nicht pasteurisierter Milch, wie z. B. Brie, können schädlich sein und sollten gemieden werden. Dies gilt auch für nicht pasteurisierte Ziegenmilch und deren Produkte (Toxoplasmosegefahr).

ALTERNATIVEN ZUM ALKOHOL
Jeglicher Alkohol, den Sie während der Schwangerschaft trinken, gelangt durch die Plazenta in den Blutkreislauf Ihres Babys und kann schädliche Auswirkungen haben. Sie sollten in dieser Zeit deshalb ganz auf Alkohol verzichten. Mixen Sie Ihre eigenen »Cocktails« aus frischen Früchten, Milch, Mineralwasser oder Säften!

Auch Bier- und Weinsorten, die angeblich alkoholfrei sind, haben einen geringen Alkoholgehalt, außerdem sind sie nicht notwendigerweise auch frei von schädlichen Zusätzen und Chemikalien.

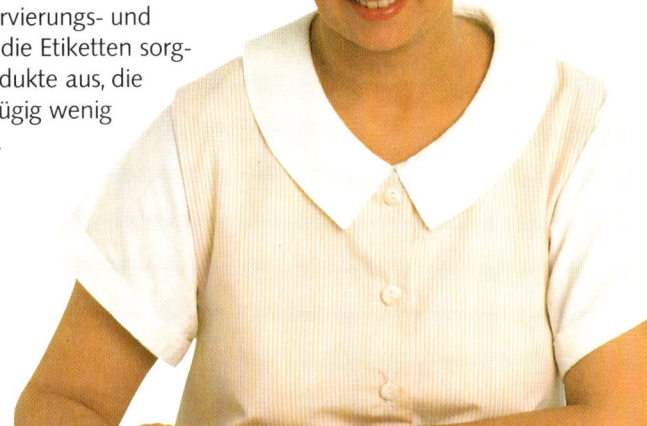

Essen Sie eine reichhaltige Auswahl an frischen Nahrungsmitteln.

HEISSHUNGER
Während einer Schwangerschaft ist es ganz normal, plötzlichen Heißhunger auf bestimmte Nahrungsmittel zu entwickeln, wie zum Beispiel auf saure Gurken oder Bananen. Wenn sich bei Ihnen ein solcher Heißhunger entwickelt, geben Sie ihm in vernünftigem Maß nach, jedenfalls so lange, wie diese Nahrungsmittel nicht zu kalorienreich sind.

KAFFEE, TEE ODER KAKAO
In allen diesen Getränken ist Koffein enthalten, es beeinflußt das Verdauungssystem negativ. Beschränken Sie sich auf höchstens drei Tassen koffeinhaltiger Getränke pro Tag, am besten verzichten Sie ganz darauf. Trinken Sie statt dessen viel Mineralwasser.

KRÄUTERTEE
Falls Sie während der Schwangerschaft Kräutertees trinken möchten, sollten Sie sich zunächst über deren Wirkungen informieren. Die meisten Kräutertees, die in Teebeutel abgefüllt sind, schaden dem Baby nicht, können aber unerwünschte Nebenwirkungen haben. Nach traditioneller Überlieferung erleichtert Tee aus Himbeerblättern die Wehen.

ZUCKER
Nahrungsmittel, die viel Zucker enthalten, wie Kuchen, Gebäck, Marmelade und süße Sprudelgetränke, haben einen geringen Nährwert und bewirken leicht eine überflüssige Gewichtszunahme. Besser holen Sie Energie aus stärkehaltigen Kohlenhydraten, wie Vollkornbrot.

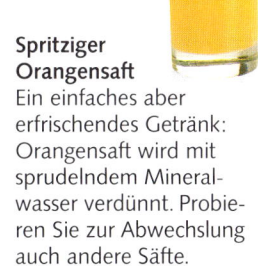

Spritziger Orangensaft
Ein einfaches aber erfrischendes Getränk: Orangensaft wird mit sprudelndem Mineralwasser verdünnt. Probieren Sie zur Abwechslung auch andere Säfte.

Bananenmilch
Dieses Getränk schmeckt herrlich und enthält viel Kalzium und Eiweiß. Mischen Sie einen halben Liter Milch und eine Banane zusammen – am besten in einem Mixer.

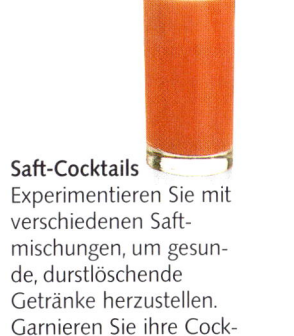

Saft-Cocktails
Experimentieren Sie mit verschiedenen Saftmischungen, um gesunde, durstlöschende Getränke herzustellen. Garnieren Sie ihre Cocktails mit Obststücken.

Praktische Geburtsvorbereitungen

Ungefähr vier Wochen vor der Geburt sollten Sie überprüfen, ob alles für die Ankunft des Babys fertig ist, denken Sie auch an Lebensmittelvorräte. Packen Sie nun auch Ihren Koffer für den Krankenhausaufenthalt, bzw. bereiten Sie alles für eine Hausgeburt vor. Nehmen Sie nicht zuviel ins Krankenhaus mit – der Platz ist oft begrenzt. Fragen Sie im Krankenhaus, eventuell gibt es dort eine Liste von Sachen, die Sie mitbringen sollten.

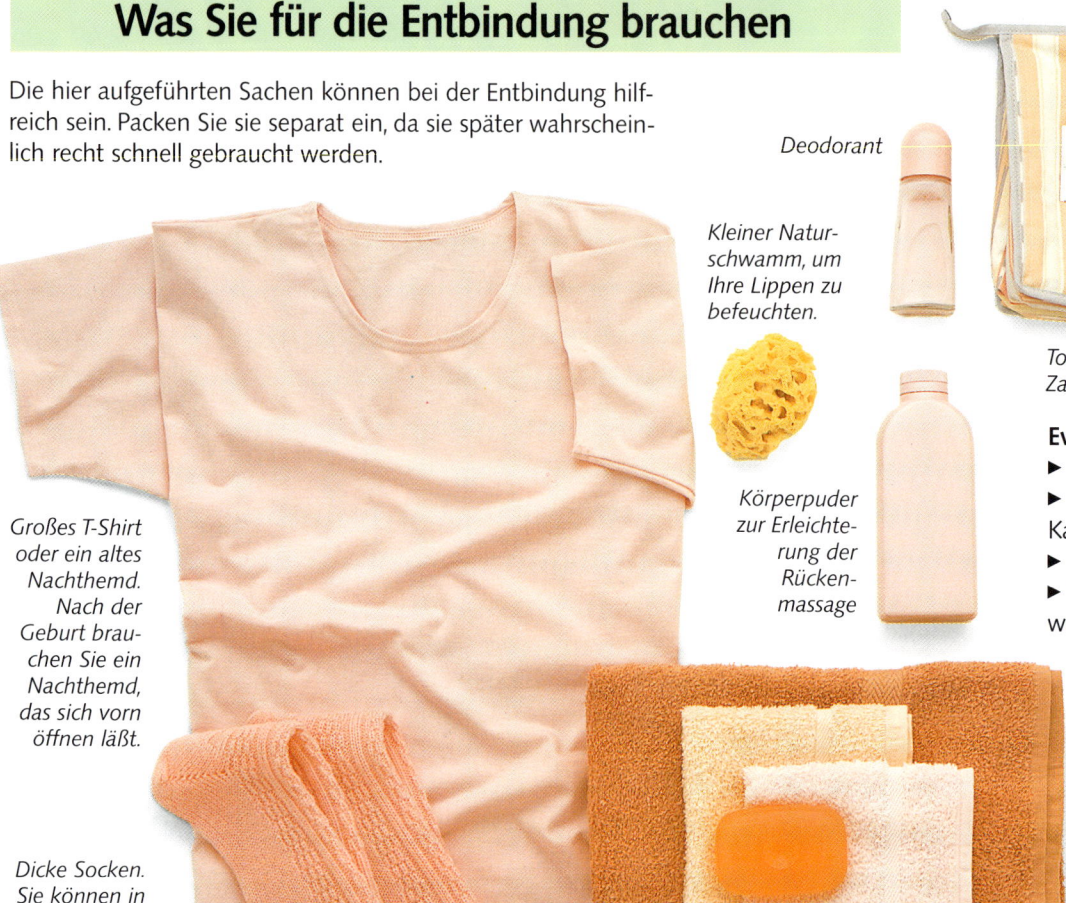

Was Sie für die Entbindung brauchen

Die hier aufgeführten Sachen können bei der Entbindung hilfreich sein. Packen Sie sie separat ein, da sie später wahrscheinlich recht schnell gebraucht werden.

Deodorant

Kleiner Naturschwamm, um Ihre Lippen zu befeuchten.

Toilettentasche mit Zahnbürste, Zahnpasta und Lippenbalsam

Großes T-Shirt oder ein altes Nachthemd. Nach der Geburt brauchen Sie ein Nachthemd, das sich vorn öffnen läßt.

Körperpuder zur Erleichterung der Rückenmassage

Eventuell nützlich
- eine Wärmflasche
- Bücher, Zeitschriften, Kamera, Walkman
- Getränke für Ihren Partner
- Telefonnummern von Verwandten und Freunden
- Kleingeld fürs Telefon
- Hilfsmittel, die Sie bei Übungen im Schwangerschaftskurs benutzt haben. Fragen Sie zunächst beim Krankenhaus nach.

Dicke Socken. Sie können in der letzten Geburtsphase frieren.

Dunkelfarbiges Handtuch, zwei Waschlappen, Seife

HAUSGEBURT

Es gibt einige Bedingungen, die für eine Hausgeburt erfüllt sein sollten. Sprechen Sie vorher mit Ihrem Arzt oder Ihrer Hebamme. Das Geburtszimmer sollte warm sein und fließend heißes Wasser sowie eine Toilette in der Nähe haben, ein Telefonapparat sollte ebenfalls vorhanden sein. Sie sollten auch an einem Ort wohnen, der von einem Krankenwagen leicht zu erreichen ist.

Was Sie brauchen
- Bett mit einer festen Matratze (falls notwendig, legen Sie ein Brett unter die Matratze);
- zwei saubere, nebeneinanderliegende Arbeitsflächen, eine für Geräte, die andere für die Untersuchung des neugeborenen Babys;
- saubere Handtücher, Laken und Decken;
- Gummiunterlage;
- eine mittelgroße Plastikschüssel;
- große Müllsäcke;
- Binden, einige davon sehr saugfähig;
- großes T-Shirt oder Nachthemd;
- Nachthemd, das sich vorn öffnen läßt, Büstenhalter und Schlüpfer;
- Windeln, Unterhemd, Strampelhose und Decke für das Baby.

Bett vorbereiten

Auf ein sauberes Laken legen Sie eine Gummiunterlage und darüber ein zweites sauberes Laken. Nach der Entbindung kann die Gummiunterlage mit dem oberen Laken entfernt werden.

Was Sie nach der Geburt brauchen

Ihr Partner kann Ihnen diese Sachen nach der Entbindung bringen, falls Sie Hals über Kopf ins Krankenhaus mußten. Das Krankenhaus stellt für die Dauer Ihres Aufenthaltes die Windeln und Kleidung für das Baby.

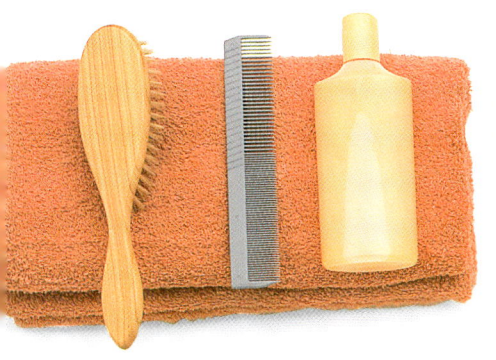

Haarbürste, Kamm, Shampoo und Handtuch

Stilleinlagen, werden in den BH-Korb eingelegt, um auslaufende Milch aufzusaugen. Vorgeformte Einlagen eignen sich am besten.

Fettsalbe, lindert Schmerzen an Brustwarzen.

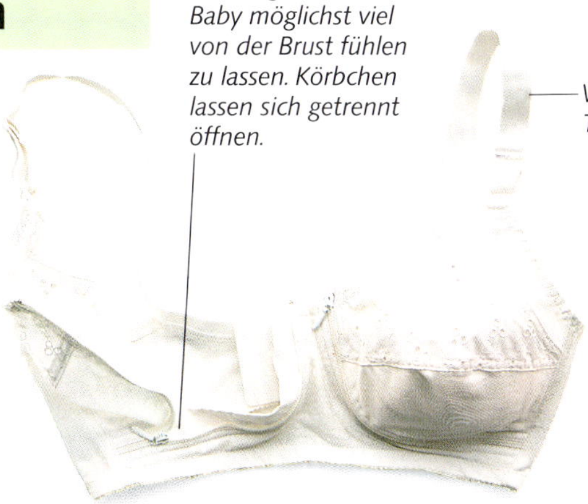

Einige Binden, für die ersten Tage, sollten besonders saugfähig sein.

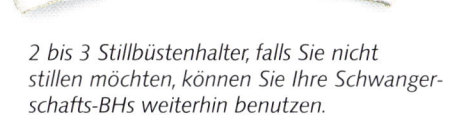

Binden

Zusätzlich
- Papiertaschentücher
- Fön
- große Plastiksäcke für schmutzige Wäsche.

Öffnung vorn, um das Baby möglichst viel von der Brust fühlen zu lassen. Körbchen lassen sich getrennt öffnen.

Weite Träger

2 bis 3 Stillbüstenhalter, falls Sie nicht stillen möchten, können Sie Ihre Schwangerschafts-BHs weiterhin benutzen.

Wählen Sie möglichst große Schlüpfer aus.

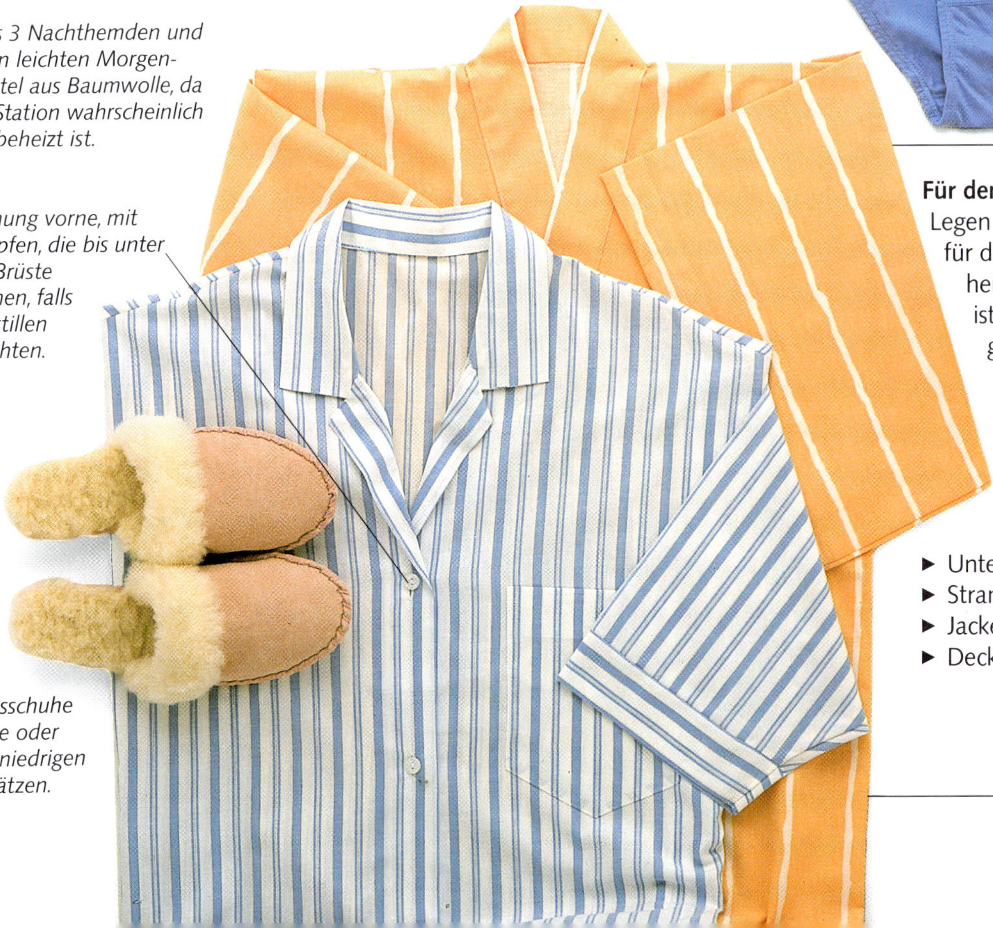

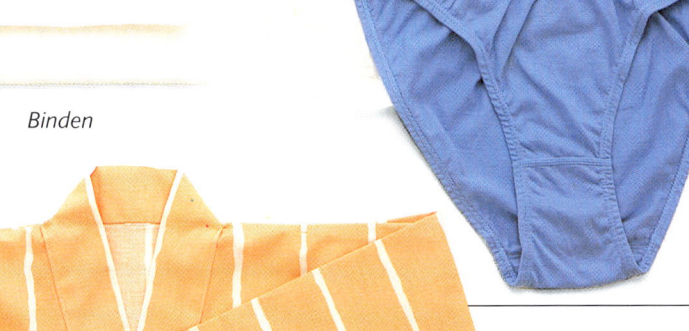

6 Schlüpfer, entweder aus Baumwolle in dunklen Farben oder besser noch Wegwerfschlüpfer

2 bis 3 Nachthemden und einen leichten Morgenmantel aus Baumwolle, da die Station wahrscheinlich gut beheizt ist.

Öffnung vorne, mit Knöpfen, die bis unter die Brüste reichen, falls Sie stillen möchten.

Hausschuhe ohne oder mit niedrigen Absätzen.

Für den Weg nach Hause
Legen Sie Kleider zurecht, die Sie für den Weg nach Hause anziehen möchten. Wenn es soweit ist, kann Ihr Partner sie mitbringen. Wählen Sie keine eng anliegende Kleidung: Sie werden Ihre frühere Figur noch nicht wiederhaben. Für das Baby werden Sie auch einiges brauchen:
- 2 Windeln
- Unterhemd
- Strampelanzug
- Jacke und Mütze
- Decke (bei kalter Witterung)

Wehen und Geburt

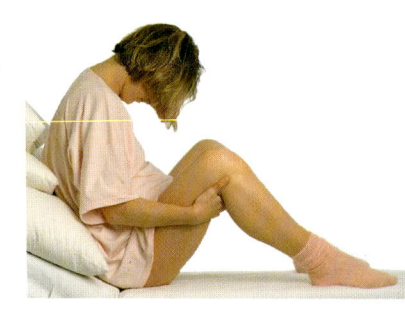

Nun ist das wochenlange Warten vorbei, und die Wehen setzen ein. Dies ist der Höhepunkt Ihrer Schwangerschaft, und in kurzer Zeit werden Sie Ihr Baby zum ersten Mal sehen. Sie sind aufgeregt und nervös. Sie werden Selbstsicherheit spüren, wenn Sie sich gut vorbereitet haben und wissen, was Ihnen in jeder Geburtsphase passiert. Die Geburt kann eine sehr befriedigende Erfahrung sein. Sind Sie ruhig und entspannt, ist die Wahrscheinlichkeit viel größer, daß Sie es genießen werden. Üben Sie Ihre Entspannungs- und Atemtechniken vorher, damit Sie während der Wehen ruhig bleiben und mit dem Schmerz umgehen können. Seien Sie nicht enttäuscht, wenn Ihre Entbindung anders verläuft, als Sie sie sich vorgestellt haben.

Das Einsetzen der Wehen

Sie machen sich vielleicht darüber Gedanken, daß Sie nicht wissen werden, wann die Wehen richtig einsetzen. Dies ist sehr unwahrscheinlich. Obwohl es möglich ist, die ersten Geburtswehen mit den Vorwehen der letzten Schwangerschaftswochen zu verwechseln, werden Sie wahrscheinlich erkennen können, ob die Geburt unmittelbar bevorsteht.

ANZEICHEN VON WEHEN
Der Schleimpfropf löst sich
Der leicht blutige Schleimpfropf, der den Geburtskanal versperrt hat, kann sich schon im frühen ersten Stadium oder noch früher losreißen.
Was ist zu tun? Dies kann einige Tage vor dem Einsetzen der Wehen passieren. Warten Sie also, bis Sie regelmäßige Bauch- oder Rückenschmerzen haben oder ihre Fruchtblase platzt, bevor Sie sich im Krankenhaus oder bei Ihrer Hebamme melden.

Die Fruchtblase platzt
Die Fruchtblase kann während der Geburt jederzeit platzen. Es kann ein Erguß sein, aber wahrscheinlich zeigt sich nur ein leichtes Tröpfeln, da der Kopf des Babys das »Loch« stopft.
Was ist zu tun? Verständigen Sie das Krankenhaus oder Ihre Hebamme sofort. Auch wenn Sie keine Wehen haben, müssen Sie ins Krankenhaus, da die Gefahr von Infektionen besteht. Tragen Sie in der Zwischenzeit eine Binde, die die Flüssigkeit aufsaugt.

Wehen
Die Wehen beginnen als dumpfe Rückenschmerzen, oder Sie spüren stechende Schmerzen in den Oberschenkeln. Mit der Zeit spüren Sie sie auch im Bauch, ähnlich starken Menstruationskrämpfen.
Was ist zu tun? Wenn die Wehen regelmäßig aufzutreten scheinen, sollten Sie beginnen, sie zu messen. Wenn Sie glauben, daß die Geburt bald einsetzen wird, verständigen Sie rechtzeitig das Krankenhaus oder Ihre Hebamme.

Wenn die Wehen noch nicht sehr schnell aufeinanderfolgen (alle fünf Minuten) und nicht sehr schmerzhaft sind, besteht kein Grund, sofort zum Krankenhaus zu eilen. Beim ersten Kind dauert die Geburt meist 12 bis 14 Stunden, und es ist oft besser, einige dieser Stunden zu Hause zu verbringen. Bewegen Sie sich dabei langsam, und ruhen Sie sich so oft Sie möchten aus. Entspannen Sie sich in einer warmen Badewanne, falls die Fruchtblase noch nicht geplatzt ist, oder essen Sie eine Kleinigkeit.

FALSCHE WEHEN
Die Gebärmutter zieht sich während der ganzen Schwangerschaft immer wieder zusammen. In den letzten Wochen vor der Geburt können diese »falschen« Wehen stärker werden, so daß Sie glauben, die Geburt steht unmittelbar bevor. Wirkliche Wehen treten in sehr regelmäßigen Abständen auf und werden immer stärker und häufiger, so daß Sie das Einsetzen der Geburt eigentlich erkennen sollten.

MESSUNG DER WEHEN

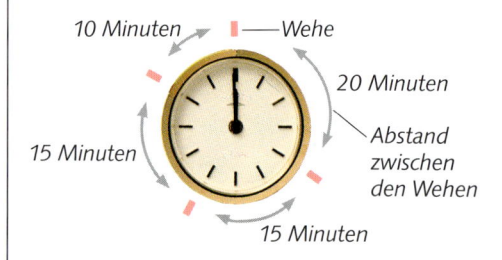

10 Minuten — Wehe
20 Minuten
15 Minuten
15 Minuten
Abstand zwischen den Wehen

Messen Sie die Wehen über eine Stunde hinweg. Notieren Sie die Zeit, zu der jede Wehe beginnt und endet. Bei einsetzender Geburt sollten sie stärker und häufiger werden und mindestens 40 Sekunden anhalten.

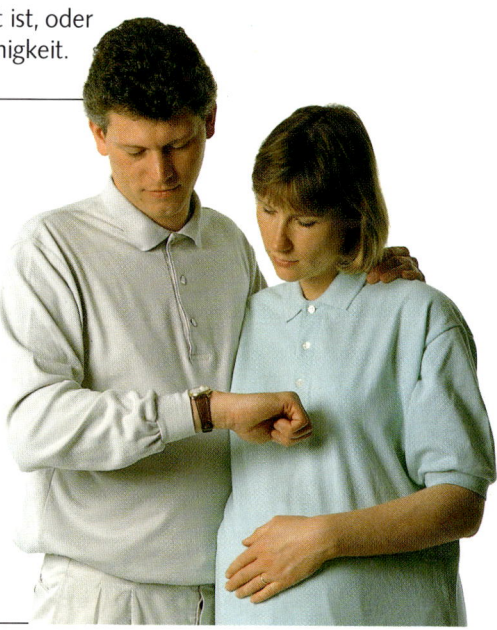

Das erste Geburtsstadium

Während dieser Phase ziehen sich die Muskeln der Gebärmutter zusammen, damit sich der Muttermund vollständig öffnet und der Kopf des Babys hindurchschlüpfen kann. Bei einem ersten Kind dauert diese Phase durchschnittlich zehn bis zwölf Stunden.

Seien Sie darauf gefaßt, daß Sie plötzlich mitten in dieser Phase von Panik ergriffen werden können. Egal wie gut Sie sich vorbereitet haben, das Gefühl, daß Sie die Kontrolle über Ihren Körper verloren haben, kann beängstigend sein. Bleiben Sie möglichst ruhig, und versuchen Sie, Ihrem Körper zu folgen. Während dieser Phase schätzen Sie die Anwesenheit Ihres Partners oder einer Vertrauensperson am meisten, besonders dann, wenn sie wissen, wie sie Ihnen während der Wehen helfen können.

KRANKENHAUSAUFNAHME
Wenn Sie im Krankenhaus eintreffen, werden Sie mit einer Hebamme sprechen, die einige Aufnahmeformalitäten erledigt und Sie auf die Geburt vorbereitet. Falls Sie zu Hause entbinden, wird Ihre Hebamme Sie in ähnlicher Weise auf die Geburt vorbereiten.

Fragen der Hebamme
Die Hebamme wird Ihre Aufzeichnungen über die Wehentätigkeit sowie Ihr Krankenblatt studieren und fragen, ob die Fruchtblase geplatzt ist oder der Schleimpfropf sich gezeigt hat. Sie wird einiges über die Wehen wissen wollen: wann sie einsetzten, wie häufig sie kommen, wie stark sie sind und wie lange sie andauern?

Untersuchung der Mutter
Nachdem Sie sich entkleidet und einen Krankenhauskittel angezogen haben, wird die Hebamme Blutdruck, Pulsschlag und Temperatur messen. Wahrscheinlich nimmt sie auch eine vaginale Untersuchung vor.

Untersuchung des Babys
Die Hebamme tastet Ihren Bauch ab, um die Lage des Babys festzustellen. Und sie wird die Herztöne des Babys abhören.

Die Hebamme wird vielleicht für ungefähr 20 Minuten ein kleines Mikrofon bei Ihnen anbringen, um die Herztöne des Babys aufzuzeichnen. Sie kann so feststellen, ob das Baby während der Wehen genügend Sauerstoff bekommt.

Weiteres Vorgehen
Man wird Sie auch bitten, etwas Urin abzugeben, um ihn auf Eiweiß und Zucker hin zu untersuchen. Sie können sich dann baden oder duschen (falls Ihre Fruchtblase geplatzt ist) und sich direkt zur Entbindungsstation oder zum Kreißsaal begeben, je nach Krankenhaus.

VAGINALE UNTERSUCHUNGEN
Vaginale Untersuchungen können regelmäßig vorgenommen werden, um die Lage des Babys und die Dehnung des Muttermunds festzustellen. Wenn Ihnen nicht mitgeteilt wird, wie weit sich der Muttermund schon gedehnt hat, fragen Sie danach.

Die Untersuchungen werden meistens zwischen den Wehen durchgeführt. Sie sollten der Hebamme deshalb den Beginn einer neuen Wehe mitteilen. Im allgemeinen liegen Sie während dieser Untersuchungen auf dem Rücken, gestützt durch Kissen. Wenn Ihnen dies zu unbequem ist, legen Sie sich statt dessen auf die Seite. Versuchen Sie, sich soweit es geht zu entspannen. Wenn Sie möchten, stehen Ihnen auch schmerzlindernde Mittel zur Verfügung.

ÖFFNUNG DES MUTTERMUNDS
Der Muttermund wird normalerweise durch einen Muskelring verschlossen. Diese Gebärmuttermuskulatur zieht sich während der Wehen zusammen, wobei der Muttermund zur Gebärmutter hinaufgezogen wird, bis er ganz »verstrichen« ist und sich so weit gedehnt hat, daß der Kopf des Babys hindurchpaßt.

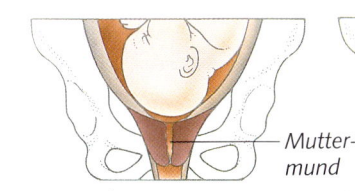

1 Der feste Muttermund wird durch hormonelle Veränderungen allmählich weicher.

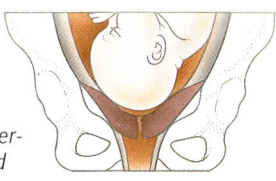

2 Schwache Wehen verstreichen den Muttermund dann entlang der Gebärmutterwände.

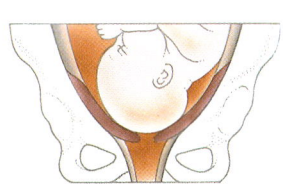

3 Der ganz verstrichene Muttermund öffnet sich dann durch starke Wehen.

POSITIONEN WÄHREND DES ERSTEN STADIUMS

Probieren Sie eine Reihe von Stellungen während des ersten Stadiums aus; denn Sie müssen die bequemste Stellung für den jeweiligen Zeitpunkt selbst herausfinden. Üben Sie diese Stellungen im voraus, damit Sie Ihrem Körper mühelos folgen können. Vielleicht wollen Sie sich während des ersten Stadiums auch hinlegen. Legen Sie sich dann auf die Seite, nicht auf den Rücken, und stützen Sie Ihren Kopf und Ihre Oberschenkel gut mit Kissen ab.

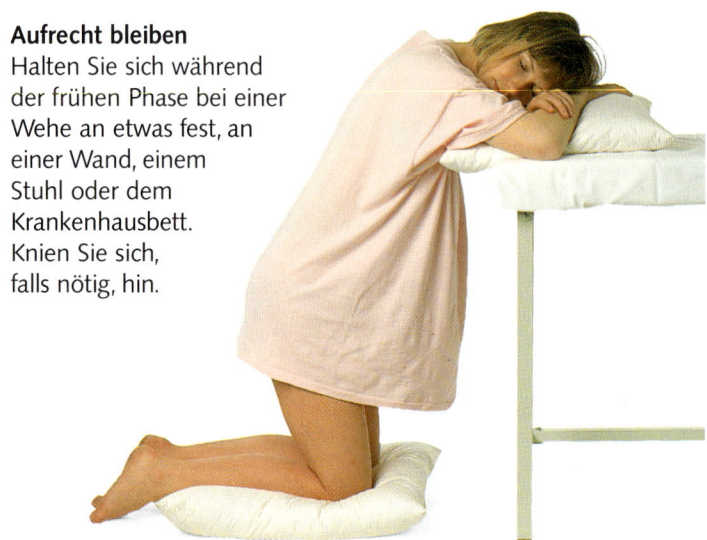

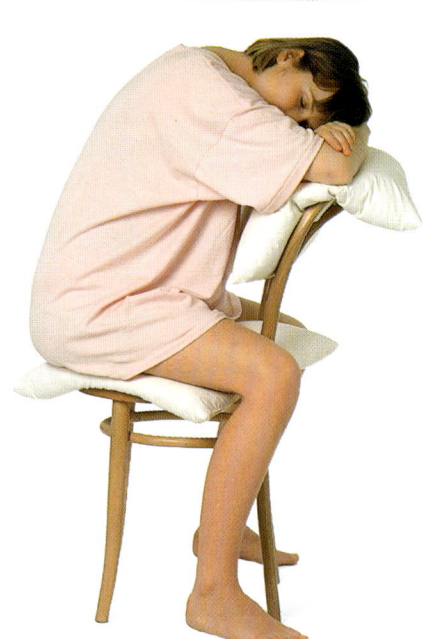

Aufrecht bleiben
Halten Sie sich während der frühen Phase bei einer Wehe an etwas fest, an einer Wand, einem Stuhl oder dem Krankenhausbett. Knien Sie sich, falls nötig, hin.

Aufrecht sitzen
Setzen Sie sich rücklings auf einen Stuhl, und lehnen Sie sich gegen ein über die Lehne gelegtes Kissen. Legen Sie den Kopf auf die gekreuzten Arme und halten Sie die Knie leicht geöffnet. Sie können sich auch auf ein Kissen setzen.

RATSCHLÄGE FÜR DEN PARTNER
▶ Unterstützen Sie Ihre Partnerin während der Wehen, helfen Sie ihr durch Zuspruch.
▶ Erinnern Sie sie an die Entspannungs- und Atemübungen (siehe S. 44).
▶ Wischen Sie ihr das Gesicht ab, geben Sie ihr zu trinken, halten Sie ihre Hand, massieren Sie ihr den Rücken, schlagen Sie einen Stellungswechsel vor, machen Sie alles, was Ihnen hilfreich erscheint. Üben Sie die für sie angenehmsten Massagetechniken im voraus.
▶ Seien Sie ein Mittelsmann zwischen Ihrer Partnerin und den Krankenhausmitarbeitern. Halten Sie sich an die Wünsche Ihrer Partnerin, z. B. was schmerzlindernde Mittel angeht.

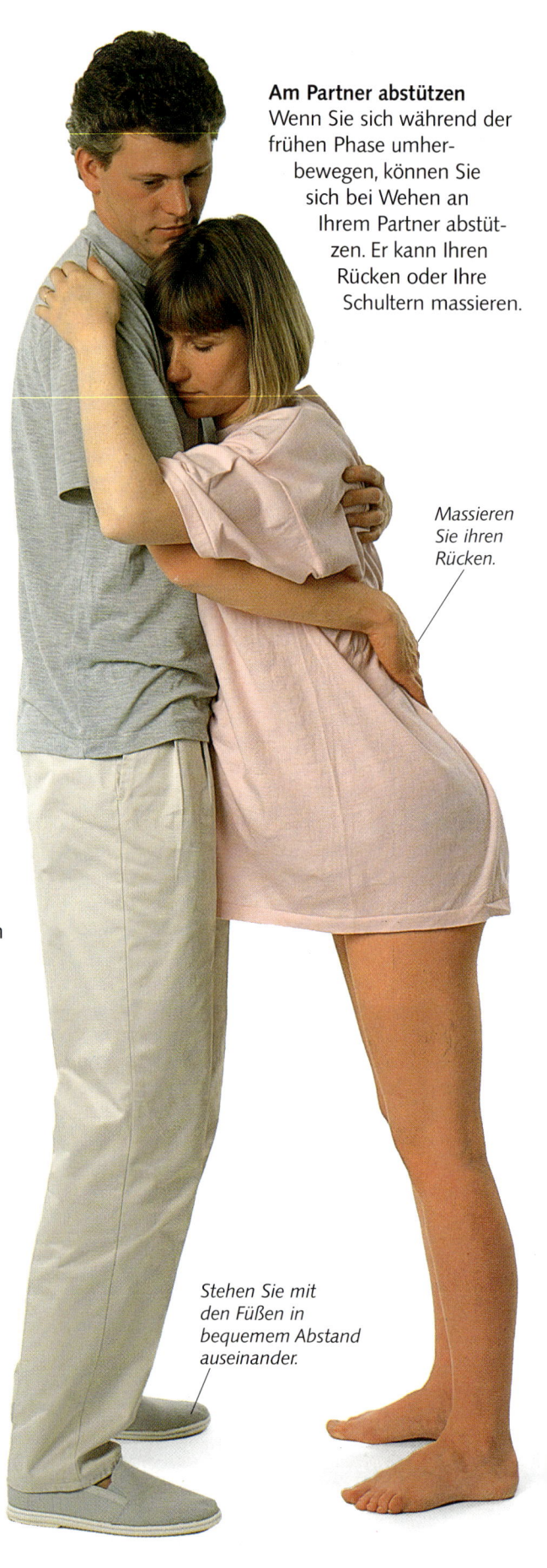

Am Partner abstützen
Wenn Sie sich während der frühen Phase umherbewegen, können Sie sich bei Wehen an Ihrem Partner abstützen. Er kann Ihren Rücken oder Ihre Schultern massieren.

Massieren Sie ihren Rücken.

Stehen Sie mit den Füßen in bequemem Abstand auseinander.

WEHEN UND GEBURT

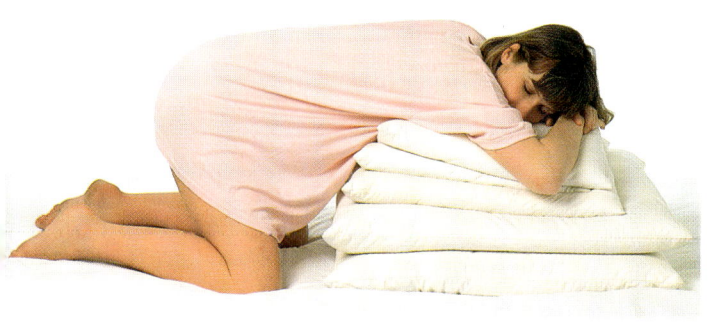

Hinknien
Knien Sie sich hin, mit den Beinen auseinander, und legen Sie sich entspannt auf einen Kissenstapel vor Ihnen. Halten Sie Ihren Oberkörper möglichst weit oben. Setzen Sie sich während der Wehen hin.

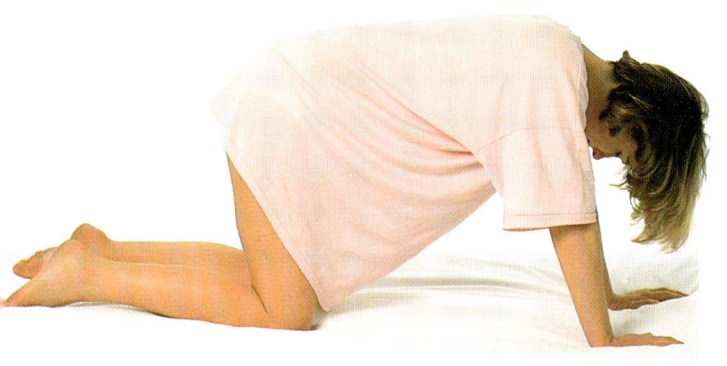

Auf allen vieren
Knien Sie sich auf alle viere (auf den Boden oder auf eine Matratze), und wiegen Sie sich während der Wehen hin und her. Machen Sie keinen Buckel. Zwischen den Wehen können Sie sich nach vorne auf ihre gefalteten Arme legen und entspannen.

ATEMTECHNIKEN WÄHREND DES ERSTEN STADIUMS

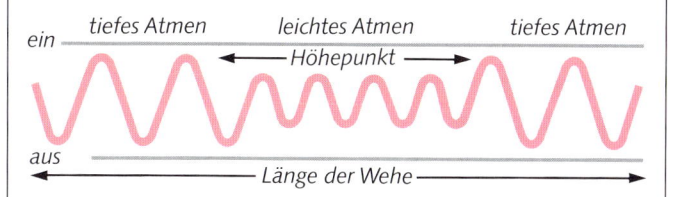

Atmen Sie am Anfang und Ende einer Wehe tief und gleichmäßig durch die Nase ein und durch den Mund wieder aus. Wenn sich die Wehe dem Höhepunkt nähert, machen Sie kurze, leichte Atemzüge durch den Mund. Atmen Sie aber nicht zu lange in dieser Weise, sonst wird Ihnen schwindelig.

WIE SIE SICH HELFEN KÖNNEN
▶ Bewegen Sie sich zwischen den Wehen, so können Sie die Schmerzen körperlich besser bewältigen. Nehmen Sie während einer Wehe eine bequeme Stellung ein.
▶ Bleiben Sie möglichst aufrecht, damit der Kopf des Babys fest auf dem Muttermund bleibt und zu stärkeren, effektiveren Wehen führt.
▶ Konzentrieren Sie sich auf Ihre Atmung, damit Sie ruhiger werden und nicht an die nächste Wehe denken.
▶ Entspannen Sie sich zwischen den Wehen (siehe S. 44), damit Sie später Kraft haben.
▶ Lassen Sie den Schmerz durch Singen oder Stöhnen heraus.
▶ Fixieren Sie Ihren Blick auf eine bestimmte Stelle, um sich von einer Wehe abzulenken.
▶ Nehmen Sie jede Wehe, wenn sie kommt. Denken Sie nicht im voraus an die folgenden Wehen. Betrachten Sie jede Wehe als eine Welle, die Sie durchqueren müssen.
▶ Gehen Sie häufig zur Toilette, damit Ihre Blase dem Baby nicht im Wege ist.

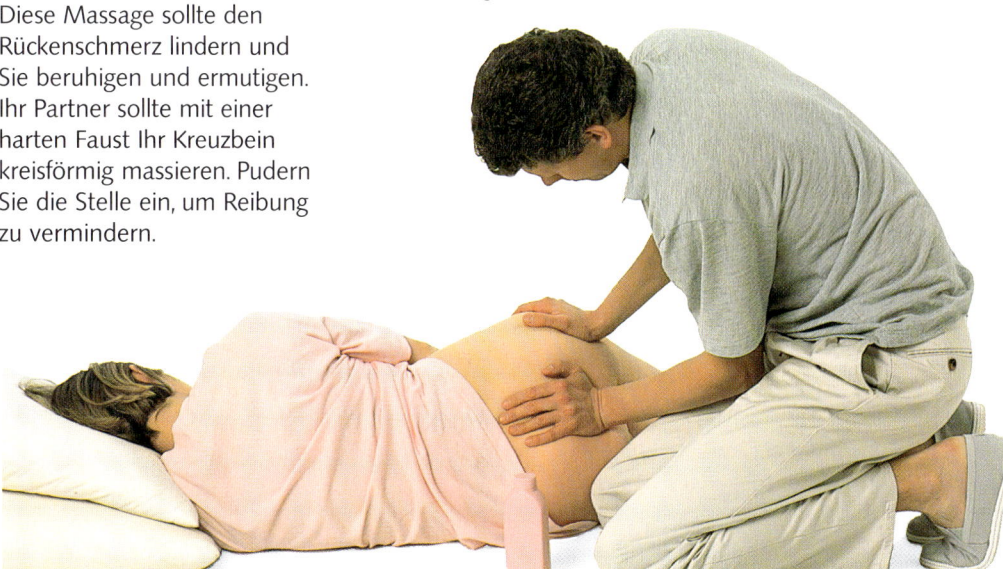

RÜCKENSCHMERZEN BEI DER GEBURT
Wenn sich das Baby in der Hinterhauptslage befindet, mit dem Gesicht zu Ihrem Bauch hin, drückt sein Kopf wahrscheinlich auf Ihr Kreuzbein, was Rückenschmerzen verursacht. Um Schmerzen zu erleichtern:
▶ nehmen Sie während der Wehen eine Stellung ein, bei der der Druck vom Rücken genommen wird; stützen Sie sich zum Beispiel auf allen vieren auf einem Stuhl ab, wiegen Sie sich hin und her.
▶ bitten Sie Ihren Partner, Ihren Rücken zu massieren oder zwischen den Wehen eine Wärmflasche auf Ihr Kreuzbein zu halten.

Rückenmassage
Diese Massage sollte den Rückenschmerz lindern und Sie beruhigen und ermutigen. Ihr Partner sollte mit einer harten Faust Ihr Kreuzbein kreisförmig massieren. Pudern Sie die Stelle ein, um Reibung zu vermindern.

Die Übergangsphase

Die schwierigste Phase der Wehen ist oft zwischen dem Ende des ersten Stadiums und dem Beginn des zweiten. Die Wehen dauern jetzt ungefähr eine Minute, und oft liegt nur eine Minute zwischen ihnen, so daß Sie sich kaum ausruhen können, bevor die nächste Wehe beginnt. Diese Phase, die im Durchschnitt eine halbe Stunde dauert, wird als Übergangsphase bezeichnet. Sie werden müde sein, vielleicht auch entmutigt, vielleicht rollen erste Tränen, oder Sie sind schlecht gelaunt. Wahrscheinlich werden Sie Ihr Zeitgefühl verlieren und können zwischen den Wehen einnicken. Übelkeit, Erbrechen und Schüttelfrost kommen auch häufig vor.

Allmählich werden Sie das starke Verlangen haben zu pressen. Falls Sie zu früh pressen, kann der Muttermund anschwellen. Sagen Sie der Hebamme, wenn Sie pressen möchten. Sie wird Sie untersuchen und sagen, ob der Muttermund schon vollständig geöffnet ist oder nicht.

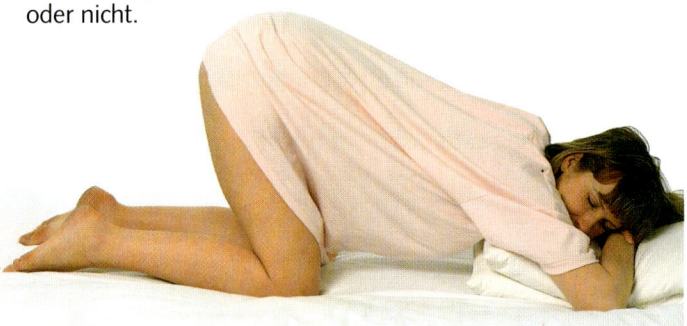

Gegen den Preßdrang
Sagt Ihnen die Hebamme, daß Ihr Muttermund noch nicht vollständig geöffnet ist, nehmen Sie diese Stellung ein, und sagen Sie »hecheln, hecheln, ausblasen« (siehe rechts oben). Knien Sie sich hin, lehnen sich nach vorne und legen Sie den Kopf in die Arme. Strecken Sie das Gesäß in die Luft. Ihr Preßdrang wird hierdurch vermindert und das Pressen erschwert.

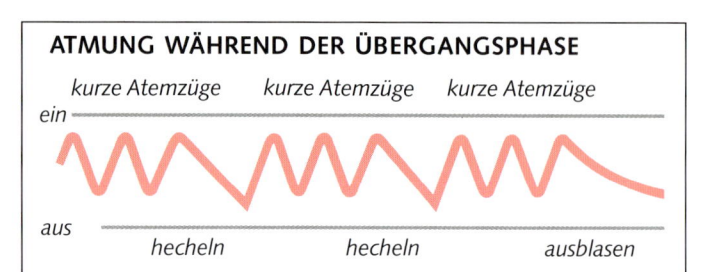

ATMUNG WÄHREND DER ÜBERGANGSPHASE

kurze Atemzüge   kurze Atemzüge   kurze Atemzüge

ein

aus

hecheln   hecheln   ausblasen

Falls Sie zu früh pressen möchten, sagen Sie »hecheln, hecheln, ausblasen« still vor sich hin, während Sie zweimal kurz ein- und ausatmen und dann einmal lang ausatmen. Wenn der Preßdrang nachläßt, atmen Sie langsam aus.

RATSCHLÄGE FÜR DEN PARTNER
▶ Achten Sie darauf, daß sie sich entspannt, ermutigen Sie sie und wischen Sie ihr Gesicht ab, wenn sie schwitzt.
▶ Atmen Sie mit ihr während der Wehen.
▶ Wenn ihre Beine zu zittern beginnen, ziehen Sie ihr warme Socken an und halten Sie die Beine fest.
▶ Wenn sie pressen will, informieren Sie sofort die Hebamme.

ERÖFFNUNG DES MUTTERMUNDS

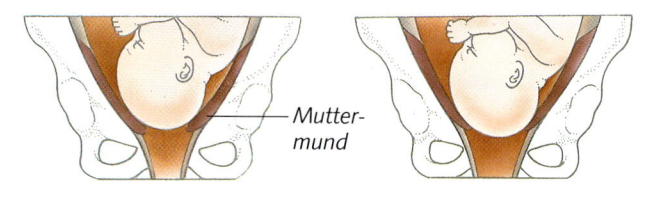

Muttermund

Bei einer Öffnung von 7 cm kann die Hebamme noch den verstrichenen Muttermund fühlen.

Wenn sie den Muttermund überhaupt nicht mehr fühlen kann (bei 10 cm) ist er voll eröffnet.

Das zweite Stadium

Sobald der Muttermund voll eröffnet ist, können Sie pressen, das zweite Stadium der Geburt beginnt. Dieses Stadium kann für Sie befriedigender sein, denn Sie können nun das starke Zusammenziehen Ihrer Gebärmutter durch ihre eigenen Bemühungen unterstützen und helfen, das Baby herauszupressen.

Obwohl die Wehen stärker sind, sind sie nicht mehr so schmerzhaft. Das Pressen ist eine harte Arbeit, aber die Hebamme und Ihr Partner werden Ihnen helfen, die hierfür bequemste Stellung zu finden. Die Hebamme wird Ihnen auch Anweisungen geben und Sie ermuntern, dann zu pressen, wenn es am effektivsten ist. Nehmen Sie sich Zeit und genießen Sie die Befriedigung des Pressens. Das zweite Stadium dauert bei einer ersten Geburt normalerweise eine Stunde.

ATMUNG WÄHREND DES ZWEITEN STADIUMS

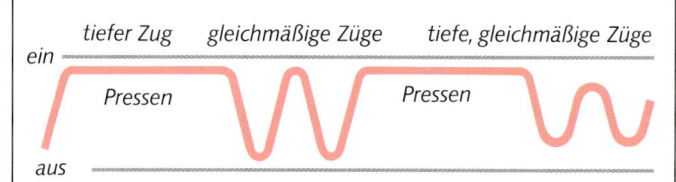

tiefer Zug   gleichmäßige Züge   tiefe, gleichmäßige Züge

ein

Pressen   Pressen

aus

Wenn Sie pressen möchten holen Sie tief Luft und halten Sie den Atem an, während Sie pressen, falls dies Ihnen das Pressen erleichtert: Es ist wichtig, daß Sie den Anweisungen Ihres Körpers folgen. Atmen Sie ein paarmal ruhig durch, wenn Sie nicht pressen. Entspannen Sie sich, sobald die Wehe nachläßt.

STELLUNGEN BEI DER GEBURT
Bleiben Sie möglichst aufrecht, wenn Sie pressen, damit Sie die Schwerkraft ausnutzen, anstatt gegen sie zu arbeiten.

Aufrecht sitzen
Eine häufige Geburtsposition ist es, gestützt durch Kissen auf einem Bett zu sitzen, das Kinn auf die Brust fallen zu lassen und die Oberschenkel während des Pressens zu umfassen. Zwischen den Wehen können Sie sich zurücklegen und entspannen.

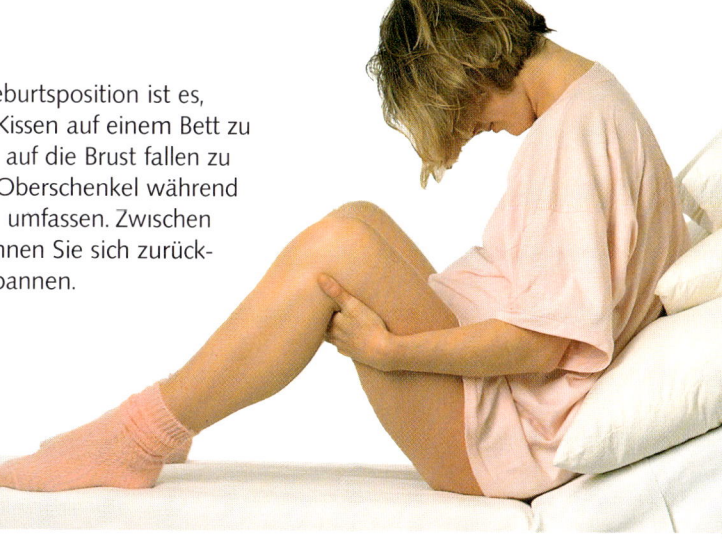

WIE SIE SICH HELFEN KÖNNEN
▶ Pressen Sie sanft und kontrolliert während einer Wehe.
▶ Versuchen Sie, Ihre Beckenbodenmuskeln völlig zu entspannen, so daß Sie das Gefühl haben, völlig losgelöst zu sein.
▶ Werden Sie nicht verlegen, wenn Sie etwas Stuhlgang haben oder Wasser lassen müssen.
▶ Ruhen Sie sich zwischen den Wehen aus, damit Sie Ihre ganze Kraft für das Pressen aufwenden können.

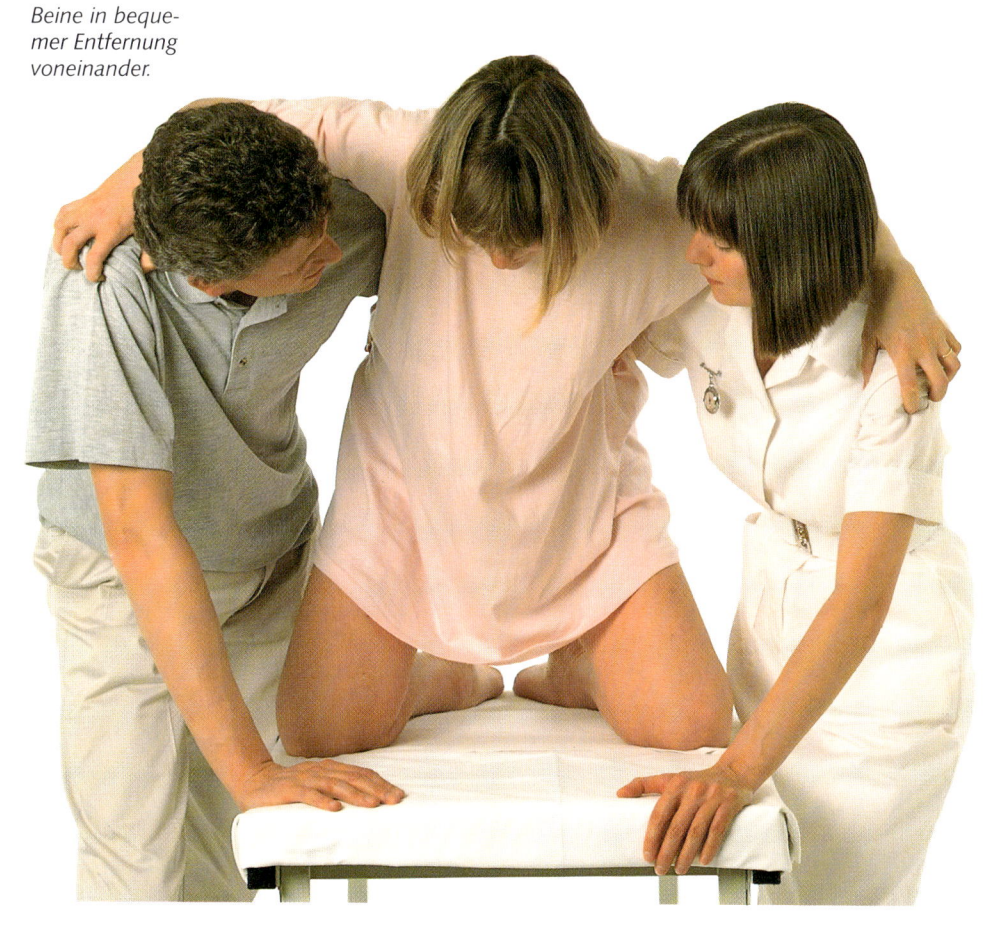

Hockstellung
Diese ist eine hervorragende Stellung für die Geburt, denn das Becken wird weit geöffnet und das Baby mit Hilfe der Anziehungskraft geboren. Wenn Sie diese Stellung aber nicht geübt haben (siehe S. 43), können Sie sie nach einiger Zeit ermüdend finden. Wenn Ihr Partner sich auf einen Stuhl setzt und die Beine auseinander hält, können Sie sich zwischen seine Knie hocken und Ihre Arme auf seine Oberschenkel stützen.

Stellen Sie die Beine in bequemer Entfernung voneinander.

Hinknien
Das Hinknien kann weniger ermüdend sein als die Hockstellung, und Sie können in dieser Stellung auch gut pressen. Mit einem Helfer zu jeder Seite werden Sie sich sicherer fühlen. Sie könnten sich auch auf allen vieren bequem fühlen; halten Sie den Rücken dabei gerade.

RATSCHLÄGE FÜR DEN PARTNER
▶ Helfen Sie ihr, sich zwischen den Wehen zu entspannen, ermuntern und unterstützen Sie sie weiterhin.
▶ Teilen Sie ihr mit, was Sie sehen, wenn der Kopf des Babys erscheint, seien Sie aber nicht enttäuscht, wenn sie Sie während der Geburt nicht wahrnimmt.

Die Geburt

Der Höhepunkt der Wehentätigkeit ist nun gekommen, die Geburt Ihres Babys steht kurz bevor. Es wird nun sehr aufregend, denn Sie können nach unten fassen und den Kopf zum ersten Mal berühren und Ihr Baby bald in die Arme schließen. Nach der Geburt werden Sie ein starkes Gefühl der Erleichterung spüren – aber auch Freudentränen und ein überwältigendes Bedürfnis nach Zärtlichkeit für Ihr Baby.

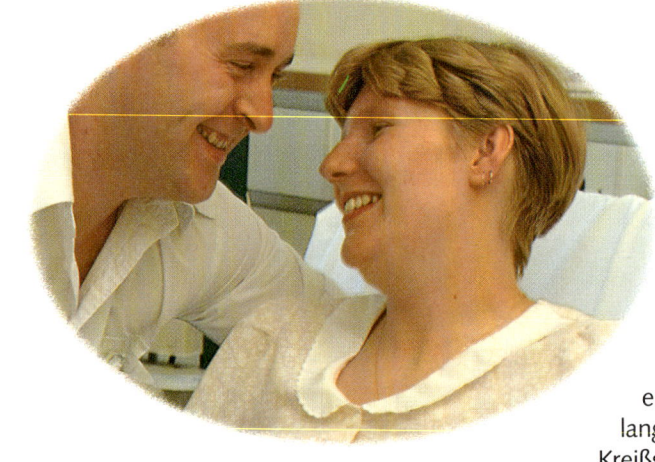

Entspannen Sie sich mit Ihrem Partner. Die Anwesenheit Ihres Partners wird Sie beruhigen und ermuntern während der langen Stunden im Kreißsaal.

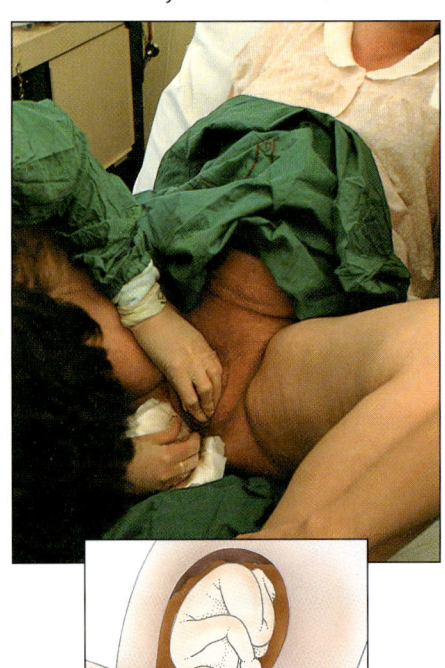

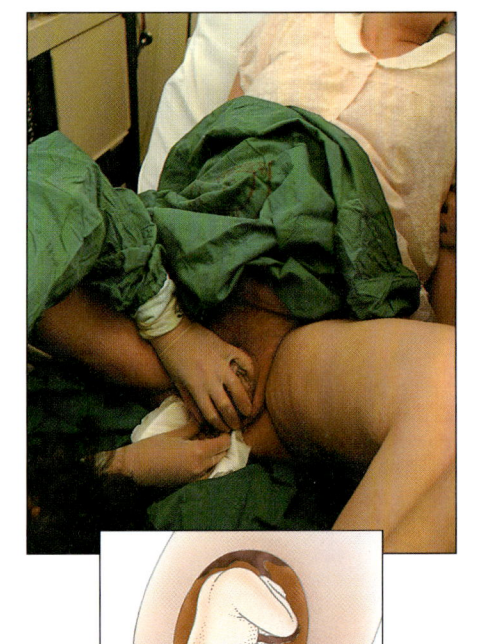

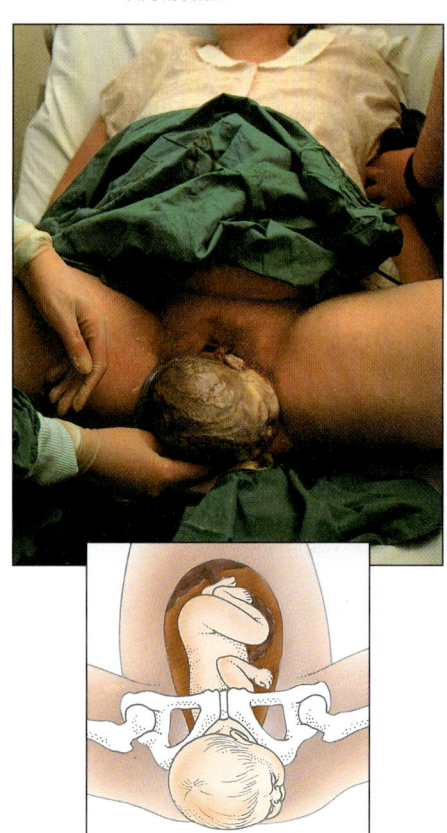

1 Der Kopf des Babys nähert sich der Scheidenöffnung. Ein Anschwellen des Damms ist zu sehen. Bald ist auch der Kopf des Babys zu sehen, der bei jeder Wehe mehr und mehr erscheint, zwischen den Wehen vielleicht aber etwas zurückgleitet. Seien Sie in diesem Fall nicht entmutigt – das ist ganz normal.

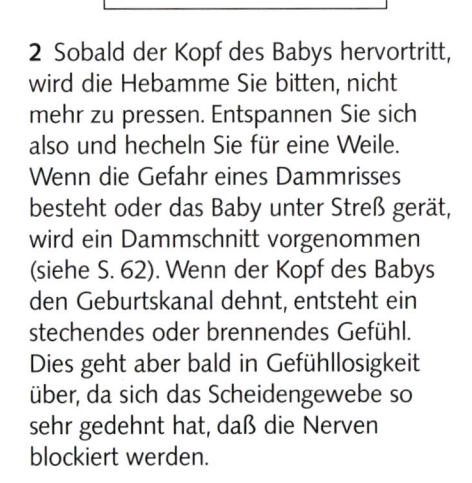

2 Sobald der Kopf des Babys hervortritt, wird die Hebamme Sie bitten, nicht mehr zu pressen. Entspannen Sie sich also und hecheln Sie für eine Weile. Wenn die Gefahr eines Dammrisses besteht oder das Baby unter Streß gerät, wird ein Dammschnitt vorgenommen (siehe S. 62). Wenn der Kopf des Babys den Geburtskanal dehnt, entsteht ein stechendes oder brennendes Gefühl. Dies geht aber bald in Gefühllosigkeit über, da sich das Scheidengewebe so sehr gedehnt hat, daß die Nerven blockiert werden.

3 Wenn der Kopf geboren ist, zeigt das Gesicht nach unten. Die Hebamme wird prüfen, daß die Nabelschnur nicht um den Hals gewickelt ist (wenn ja, kann sie während der weiteren Geburt meist über den Kopf gelegt werden). Das Baby dreht den Kopf dann zur Seite, so daß es sich in einer guten Position für die Geburt des Körpers befindet. Die Hebamme wird Augen, Nase und Mund abwischen und eventuell Flüssigkeit aus den oberen Atemwegen absaugen.

WEHEN UND GEBURT

Frage & Antwort

»Kann ich mich während der Geburt verletzen?«
Ihr Körper wird durch das Pressen keinen Schaden erleiden. Die Scheidenwände sind elastisch, so daß Sie sich dehnen können, um das Baby durchzulassen.

»Sollte ich mein Baby gleich nach der Geburt an die Brust anlegen?«
Bieten Sie Ihrem Baby ruhig die Brust an. Sie werden noch keine Milch haben, aber ein Neugeborenes hat oft ein sehr starkes Saugbedürfnis, und das Saugen ist beruhigend.

DER APGAR INDEX
Gleich nach der Geburt wird die Hebamme Atmung, Hautfarbe, Bewegungen, Reflexreaktionen und Herzschlag des Babys messen und die Ergebnisse auf einer Skala von 0 bis 10 bewerten.

Die meisten Babys erreichen sieben bis zehn Punkte. Ein zweiter Test wird ungefähr fünf Minuten später vorgenommen und ist meist besser als der erste.

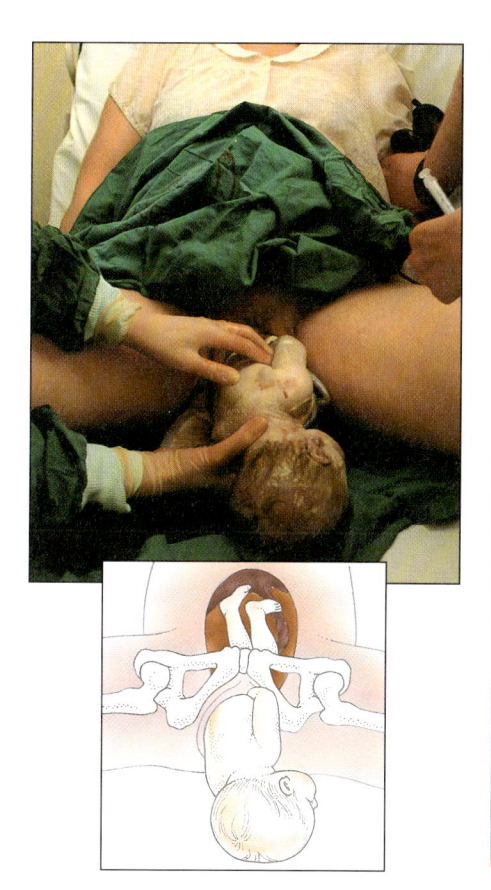

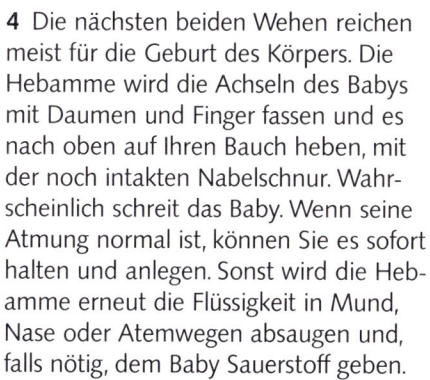

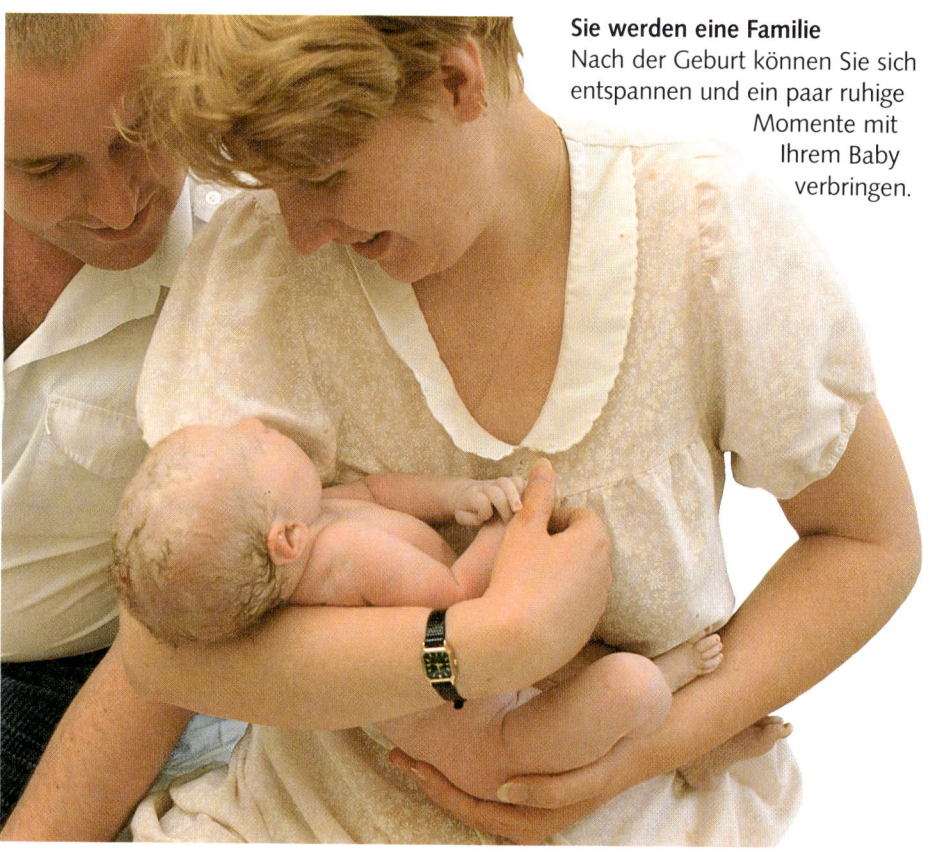

Sie werden eine Familie
Nach der Geburt können Sie sich entspannen und ein paar ruhige Momente mit Ihrem Baby verbringen.

4 Die nächsten beiden Wehen reichen meist für die Geburt des Körpers. Die Hebamme wird die Achseln des Babys mit Daumen und Finger fassen und es nach oben auf Ihren Bauch heben, mit der noch intakten Nabelschnur. Wahrscheinlich schreit das Baby. Wenn seine Atmung normal ist, können Sie es sofort halten und anlegen. Sonst wird die Hebamme erneut die Flüssigkeit in Mund, Nase oder Atemwegen absaugen und, falls nötig, dem Baby Sauerstoff geben.

DAS DRITTE STADIUM
Während oder gleich nach der Geburt bekommen Sie wahrscheinlich eine Injektion in einen Oberschenkel. Es handelt sich dabei um Syntocinon oder Ergometrin, das das Zusammenziehen der Gebärmutter fördert und die Plazenta fast sofort austreibt. Falls Sie auf einen natürlichen Ausstoß der Plazenta warten würden, könnten Sie sehr viel Blut verlieren. Besprechen Sie diesen Punkt vorher mit der Hebamme.

Die Hebamme wird eine Hand auf Ihre Gebärmutter legen und an der Nabelschnur ziehen, um die Plazenta vorsichtig abzulösen. Anschließend überprüft sie, ob die Plazenta vollständig ist.

NACH DER GEBURT
Sie werden gewaschen und, falls erforderlich, genäht. Das Baby wird gewogen und schnell untersucht. Häufig wird ihm Vitamin K verabreicht, um einer seltenen Blutkrankheit vorzubeugen. Die Nabelschnur wird abgeklemmt und bald nach der Geburt abgeteilt, besonders dann, wenn die Mutter plazentaaustreibende Mittel bekommen hat.

Schmerzerleichterung

Ob Sie tatsächlich schmerzlindernde Mittel brauchen, wird von der Stärke Ihrer Wehen sowie Ihrer Fähigkeit abhängen, mit Schmerzen umzugehen. Vielleicht kommen Sie mit den Selbsthilfe-Methoden zurecht, die auf den Seiten 54 und 57 beschrieben sind. Wenn Sie aber unbedingt Schmerzmittel haben wollen, dann sollten Sie darum bitten, ohne Schuldgefühle zu bekommen.

EPIDURALANÄSTHESIE

Bei der Epiduralanästhesie werden Nerven in der Wirbelsäulenregion betäubt. Sie ist besonders zu empfehlen bei Geburten mit starken Rückenschmerzen. Aber nicht jedes Krankenhaus bietet diese Form der Betäubung an.

Die Epiduralanästhesie muß zeitlich sehr sorgfältig abgepaßt werden, damit ihre Wirkung bis zum Beginn des zweiten Stadiums nachgelassen hat. Sonst wird diese Phase viel länger dauern, und die Wahrscheinlichkeit eines Dammschnitts und einer Zangengeburt wird größer.

Vorgehen

Es dauert ungefähr 20 Minuten, eine Epiduralanästhesie anzulegen. Sie werden gebeten, sich zusammenzurollen und die Knie so weit wie möglich unter das Kinn anzuziehen. Das Betäubungsmittel wird durch eine Hohlnadel in den unteren Rückenbereich gespritzt. Die Nadel bleibt stecken, damit die Betäubung, falls nötig, verlängert werden kann. Sonst läßt die Wirkung in ungefähr zwei Stunden nach. Sie bekommen einen Tropf und werden ständig überwacht, so daß Ihre Bewegungsfähigkeit eingeschränkt ist.

Nebenwirkungen

Für Sie Ist die Epiduralanästhesie tatsächlich wirksam, sollten Sie völlig schmerzfrei sein, ohne daß Ihr Bewußtsein beeinträchtigt wird. Einigen Frauen wird schwindelig, und sie bekommen Kopfschmerzen, die stundenlang anhalten können. Ihre Beine können sich auch einige Stunden lang schwer anfühlen.
Für das Baby keine

Halten Sie die Maske fest gegen das Gesicht.

Anlegen der Epiduralanästhesie

Eine Hohlnadel wird zwischen den Wirbeln Ihres Rückgrats eingeführt. Ein feiner Katheter wird durch diese Hohlnadel gelegt und durch diesen das Betäubungsmittel gespritzt.

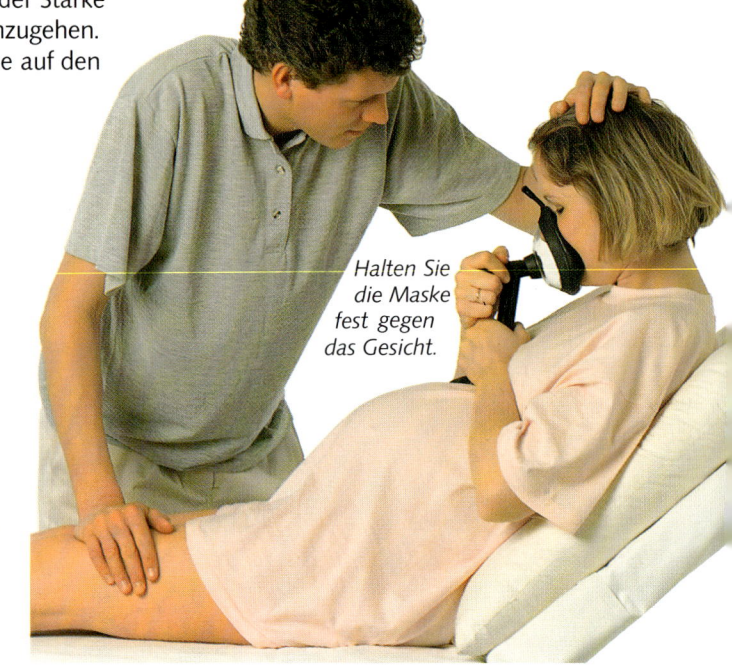

Wirbel — Rückgrat — Hohlnadel — Epiduralraum

ENTONOX

Eine Mischung von Sauerstoff und Distickstoffoxid (Lachgas); verschafft beträchtliche, aber nicht völlige Schmerzlinderung. Hilfreich im ersten Stadium.

Vorgehen

Sie atmen das Gas durch eine Maske, die Sie in der Hand halten. Die volle betäubende Wirkung tritt nach ungefähr 30 Sekunden ein.

Nebenwirkungen

Für Sie Das Gas kann die Schmerzen lediglich erleichtern, was Ihnen vielleicht nicht ausreicht. Beim Inhalieren kann Ihnen leicht schwindelig oder übel werden.
Für das Baby keine.

PETHIDIN

Dieses Betäubungsmittel wird oft während der frühen ersten Phase verabreicht, besonders bei Frauen, die sehr nervös oder ängstlich sind.

Vorgehen

Pethidin wird meist in den Po oder einen Oberschenkel injiziert. Es dauert ungefähr 20 Minuten, bis die Wirkung einsetzt.

Nebenwirkungen

Für Sie Pethidin kann unterschiedliche Nebenwirkungen haben. Manche Frauen beruhigen und entspannen sich, werden sogar schläfrig, obwohl sie noch bei Bewußtsein bleiben. Andere meinen, die Kontrolle verloren zu haben und fühlen sich wie betrunken. Übelkeit kann auftreten, und Sie werden sich wahrscheinlich nicht viel bewegen möchten.
Für das Baby Wird Pethidin zu kurz vor der Geburt verabreicht, kann die Atmung des Babys verlangsamt und Müdigkeit hervorgerufen werden. Langsame Atmung kann nach der Geburt aber korrigiert werden.

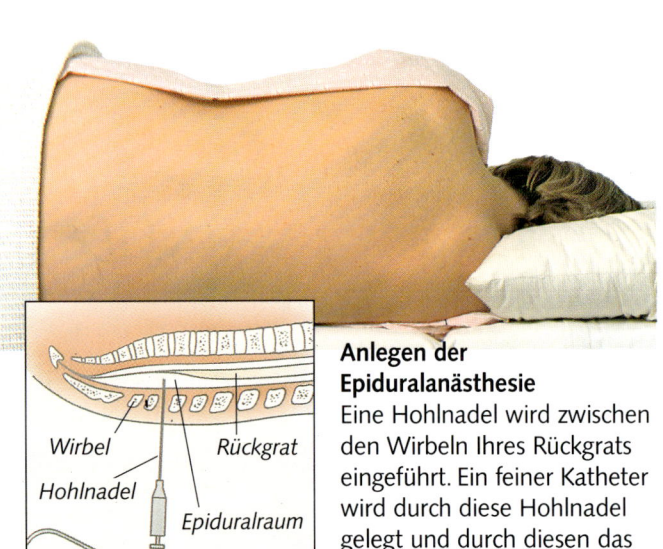

TENS

Transkutane Nervenstimulierung (TENS) soll durch elektrische Stromstöße am Rücken Schmerzen mindern und das körpereigene System der Schmerzerleichterung stimulieren. Es ist hilfreich, die Bedienung des Geräts im letzten Monat vor der Geburt zu üben, um nicht zusätzlich beunruhigt zu werden.

Vorgehen

Vier Elektroden werden an Ihrem Rücken angebracht, über den Nerven, die für die Gebärmutter zuständig sind. Diese Elektroden sind mit einem Kabel an einen Kontrollmechanismus angeschlossen, den Sie in der Hand halten. So können Sie die Stärke des Stroms selbst regulieren.

Nebenwirkungen

Für Sie TENS erleichtert die Schmerzen in einigen Fällen, besonders dann, wenn sie schon früh während der Geburt eingesetzt wird. In anderen Fällen hilft sie gar nicht. Falls die Wehen sehr stark sind, wird TENS höchstwahrscheinlich nicht ausreichen.
Für das Baby keine

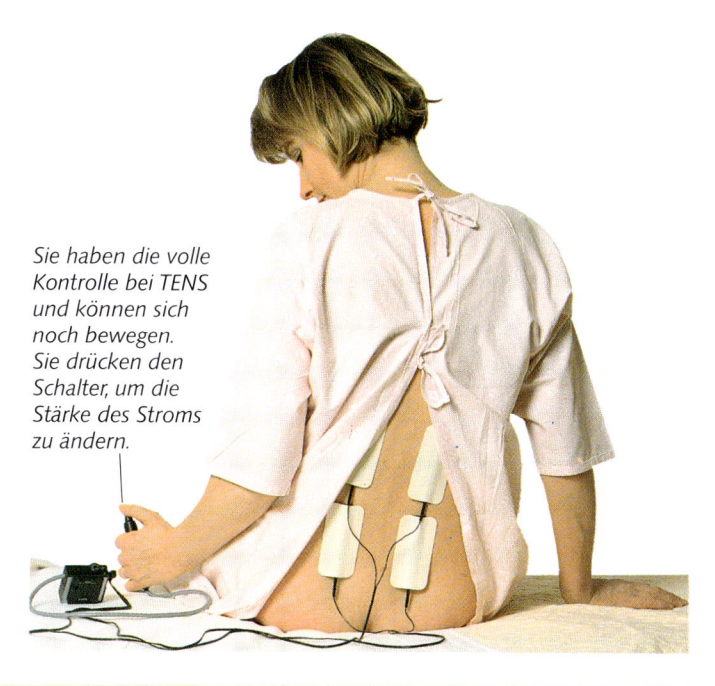

Sie haben die volle Kontrolle bei TENS und können sich noch bewegen. Sie drücken den Schalter, um die Stärke des Stroms zu ändern.

Überwachung der Geburt

Während der Geburt werden die Herztöne Ihres Babys überwacht, damit Anzeichen von Gefahr früh erkannt werden können. Diese Überwachung findet mit Hilfe eines Hörrohrs, eines Ultraschallgeräts oder elektronischer Abhörsignale statt.

HÖRROHR ODER ULTRASCHALL

Die Hebamme legt diese Instrumente in regelmäßigen Abständen auf Ihren Bauch, um die Herztöne des Kindes abzuhören.

ELEKTRONISCHE HERZTON-WEHENÜBERWACHUNG (CTG)

Bei dieser Methode werden die Herztöne des Babys und die Wehen während der Geburt elektronisch aufgezeichnet. In manchen Krankenhäusern findet diese Überwachung routinemäßig während der ganzen Geburt, in anderen in regelmäßigen Abständen statt, es sei denn:
▶ die Geburt wurde eingeleitet (siehe S. 62).
▶ Sie bekommen eine Epiduralanästhesie.
▶ Sie haben Probleme oder Beschwerden, die Sie oder das Baby gefährden.
▶ das Baby gerät zu irgendeinem Zeitpunkt unter Streß.
CTG ist nicht schmerzhaft, schränkt aber Ihre Bewegungsfreiheit ein; dies kann dazu führen, daß Ihre Wehen unangenehmer sind. Dieses Verfahren ist für Sie wie für das Baby völlig ungefährlich: Empfiehlt der Arzt oder die Hebamme eine Überwachung durch CTG, so geschieht dies im besten Interesse Ihres Babys.

Vorgehen

Sie werden gebeten, sich auf die Liege zu legen, mit dem Rücken gut durch Kissen abgestützt. An Ihrem Bauch werden dann Elektroden befestigt, um den Herzschlag des Babys und die Wehen aufzuzeichnen. Beide werden auf einem Papierausdruck festgehalten. Später, nachdem die Fruchtblase geplatzt ist, werden die Herztöne direkt über eine Elektrode am Kopf des Babys gemessen. Diese Art der Überwachung ist am genauesten, kann aber auch unbequem sein.

Einige Krankenhäuser verwenden eine Überwachungsmethode durch Radiowellen, die Telemetrie. Der Vorteil dieser Methode ist, daß Sie sich während der Geburt frei bewegen können, da Sie nicht an irgendein Gerät angeschlossen sind. Fragen Sie in Ihrem Krankenhaus, ob diese Möglichkeit angeboten wird.

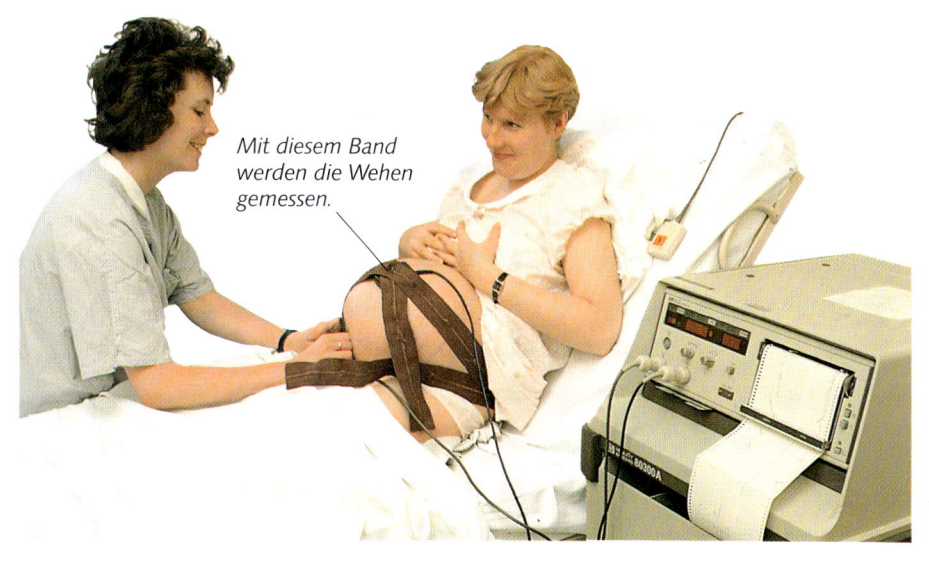

Mit diesem Band werden die Wehen gemessen.

Medizinische Eingriffe

■ DAMMSCHNITT ■	■ ZANGE ODER GLOCKE ■	■ EINLEITUNG DER GEBURT ■
Dieser kleine Schnitt erweitert die Scheidenöffnung und beugt einem Dammriß vor. Er wird in manchen Krankenhäusern häufiger durchgeführt als in anderen, sprechen Sie also mit der Hebamme über die Praktiken in Ihrer Klinik. Um einen Dammschnitt zu vermeiden: ▶ Lernen Sie, Ihre Beckenbodenmuskeln zu entspannen. ▶ Nehmen Sie eine gute, möglichst aufrechte Geburtsstellung ein.	Ein Baby muß manchmal mit Hilfe von Zangen oder durch Saugwirkung geboren werden. Zangen werden nur dann eingesetzt, wenn der Muttermund vollständig geöffnet und der Kopf des Babys schon in das Becken der Mutter eingetreten ist. Manchmal wird allerdings eine Saugglocke schon vor der vollständigen Öffnung des Muttermunds eingesetzt, nämlich dann, wenn die Wehen schon sehr lange gedauert haben.	Wenn die Geburt nicht von selbst einsetzt, wird sie künstlich eingeleitet. Einige der Methoden werden auch schon verwendet, um die Geburt voranzutreiben, wenn die Wehen zu schwach sind. Es gibt verschiedene Möglichkeiten zur Einleitung der Geburt, und Sie sollten sich darüber vorher mit Ihrem Arzt unterhalten.
Wann wird er durchgeführt? Ein Dammschnitt wird notwendig, wenn: ▶ die Geburt eine Steißlage oder Frühgeburt ist, das Baby sich in einer Notlage befindet oder einen großen Kopf hat; ▶ Sie eine Zangen- oder Saugglockengeburt haben; ▶ Sie das Pressen nicht richtig kontrollieren können; ▶ der Damm sich nicht genügend dehnt.	**Gebrauch** Der Einsatz von Zangen oder einer Saugglocke wird notwendig, wenn: ▶ Sie das Baby nicht herauspressen können, vielleicht weil sein Kopf zu groß ist; ▶ Sie oder das Baby in eine Notlage geraten; ▶ die Geburt eine Steißlage oder Frühgeburt ist; die Zangen schützen den Kopf des Babys dann vor dem Druck.	**Einsatz** Die Geburt wird eingeleitet, wenn: ▶ der errechnete Geburtstermin um sieben Tage überschritten ist und das Baby Anzeichen von Streß zeigt oder die Funktionsfähigkeit der Plazenta nachläßt; ▶ Sie Bluthochdruck oder einen weiteren Risikofaktor haben, der Sie oder Ihr Baby gefährdet.
Vorgehen Ihr Becken wird örtlich betäubt, und das Gewebe wird am Höhepunkt einer Wehe von der unteren Scheidenöffnung meist seitlich nach unten mit einer Schere geschnitten. Es bleibt oft keine Zeit für eine örtliche Betäubung, aber das Gewebe ist von der Dehnung schon betäubt, so daß Sie beim Schnitt keine Schmerzen haben sollten. Es dauert oft eine Weile, einen Dammschnitt nach der Geburt zu nähen, da die Hautschichten und Muskelfasern sorgfältig zusammengefügt werden müssen. Falls Sie beim Nähen Schmerzen haben, bitten Sie um eine Betäubung. Die Fäden der Naht lösen sich später auf und müssen nicht entfernt werden.	**Vorgehen** **Zangen** In Ihren Damm wird ein örtliches Betäubungsmittel gespritzt und anschließend ein Dammschnitt vorgenommen. Die Zangen werden dann nacheinander an beiden Seiten der Scheide eingeführt und am Kopf Ihres Babys angelegt. Mit sanftem Ziehen kommt der Kopf des Babys langsam vor. Sie können durch Pressen dabei helfen. Die Zangen schützen den Kopf des Babys wie ein Käfig vor Druck und Beschädigungen. **Saugglocke** Eine kleine Metallschale, die mit einem Sauggerät verbunden ist, wird in die Scheide eingeführt und am Kopf des Babys angebracht. Unterstützt durch das Pressen der Mutter wird der Kopf des Babys durch den Geburtskanal gezogen.	**Vorgehen** Eine Einleitung wird immer im voraus geplant. Sie werden am Tag vorher ins Krankenhaus eingeliefert. Es gibt drei Einleitungsmethoden: **1** Zäpfchen, die Prostaglandin enthalten, werden in die Scheide eingeführt, um den Muttermund weicher zu machen. Dies wird meist abends oder frühmorgens vorgenommen. Die Wehen können innerhalb einer Stunde einsetzen, bei einer ersten Geburt sind solche Zäpfchen aber allein meist nicht sehr wirksam. **2** Falls die Wehen innerhalb acht bis zwölf Stunden noch nicht eingesetzt haben, wird eine kleine Öffnung in die Fruchtblase gemacht. Für die meisten Frauen ist dieser Vorgang schmerzlos. Die Wehen setzen dann fast immer bald ein. **3** Das Hormon Oxytozin wirkt wehenanregend. Sie bekommen es über einen Tropf, bei dem die Durchlaufgeschwindigkeit kontrolliert werden kann. Bitten Sie darum, daß die Nadel an dem Arm befestigt wird, den Sie weniger gebrauchen.
Nebenwirkungen Schmerzen und Beschwerden sind nach einem Dammschnitt normal, auch starke Schmerzen, besonders dann, wenn sich die Wunde entzündet. Die Wunde sollte innerhalb von 10 bis 14 Tagen heilen. Falls Sie länger Beschwerden haben, suchen Sie Ihren Arzt auf. Ein Dammriß ist weniger schmerzhaft.	**Nebenwirkungen** ▶ Zangen können Spuren an beiden Kopfseiten des Babys hinterlassen, die aber harmlos sind und nach einigen Tagen verschwinden. ▶ Die Saugglocke verursacht am Kopf des Babys eine leichte Schwellung und später einen blauen Fleck. Beide verschwinden aber allmählich.	**Nebenwirkungen** Ein Scheidenzäpfchen ist vorzuziehen, da Sie hierdurch eine Sprengung der Fruchtblase vermeiden und sich noch frei bewegen können. Besonders an einem Tropf können die Wehen stärker, schmerzhafter und die Ruhepausen dazwischen kürzer sein als bei einer normal einsetzenden Geburt. Außerdem wird Ihre Bewegungsfähigkeit eingeschränkt.

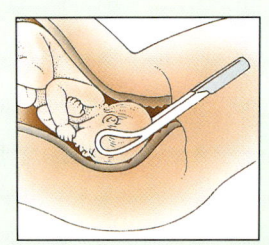

WEHEN UND GEBURT

STEISSLAGE

Ein Baby in Steißlage kommt mit dem Gesäß zuerst zur Welt. Dies kommt bei 4 % aller Babys vor. Da der größte Körperteil des Babys (der Kopf) zuletzt geboren wird, wird dessen Größe meist kurz vor der Geburt mit Hilfe von Ultraschall gemessen, um sicherzustellen, daß er noch durch das Becken paßt. Die Geburt eines Babys in Steißlage kann schwieriger sein und länger dauern, daher muß sie immer im Krankenhaus stattfinden. Ein Kaiserschnitt ist gelegentlich notwendig. Manche Kliniken sehen bei allen Steißlagen einen Kaiserschnitt vor.

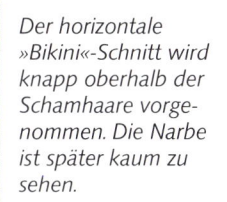

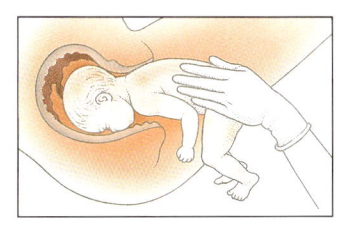

Geburt der Beine
Zuerst wird das Gesäß geboren und dann die Beine. Bevor der Kopf geboren wird, wird ein Dammschnitt vorgenommen.

ZWILLINGE

Es ist sehr wichtig, Zwillinge in einem Krankenhaus zur Welt zu bringen. Zangen werden oft gebraucht, entweder weil die Babys früh geboren werden oder eines von ihnen eine Steißlage hat. Ihr Arzt wird wahrscheinlich eine Epiduralanästhesie empfehlen.

Auch wenn Sie Zwillinge erwarten, gibt es nur ein erstes Stadium. Dann folgen allerdings zwei zweite Stadien, in denen Sie zunächst das erste und dann das zweite Baby herauspressen. Die Mehrzahl der zweiten Babys wird 10 bis 30 Minuten nach dem ersten geboren.

Kaiserschnitt

Bei einem Kaiserschnitt wird das Baby durch den Bauch zur Welt gebracht. Vielleicht wissen Sie schon im voraus, daß bei Ihnen ein Kaiserschnitt vorgenommen wird. Er kann aber auch aufgrund von Schwierigkeiten während der Geburt als Notoperation erfolgen. Wenn Ihr Kaiserschnitt kein Notfall ist, kann er unter Epiduralanästhesie (siehe S. 60) ausgeführt werden, so daß Sie die ganze Zeit bei Bewußtsein sind und Ihr Baby gleich halten können. Diese Art der Betäubung ist aber auch noch möglich, falls Sie mitten in der Geburt erfahren, daß ein Kaiserschnitt gemacht werden muß. Viele Frauen erleben einen Kaiserschnitt als eine Enttäuschung. Sie können solch ein Gefühl aber mindern, wenn Sie sich auf den Kaiserschnitt gründlich vorbereiten. Fragen Sie, ob Ihr Partner ständig bei Ihnen bleiben kann.

VORGEHEN

Ihre Schamhaare werden abrasiert, ein Tropf wird an Ihrem Arm befestigt und ein Katheter in die Blase eingeführt. Falls Sie eine Epiduralanästhesie bekommen, wird vor Ihrem Gesicht eine Abtrennung angebracht. Meistens wird ein horizontaler Schnitt vorgenommen. Das Fruchtwasser wird abgesaugt und das Baby mit Händen oder Zangen geholt. Sie können es anschließend halten, während die Plazenta herausgeholt wird. Das Baby wird meist fünf Minuten nach Beginn der Operation geboren. Weitere 20 Minuten werden gebraucht, um Ihre Wunde zu nähen.

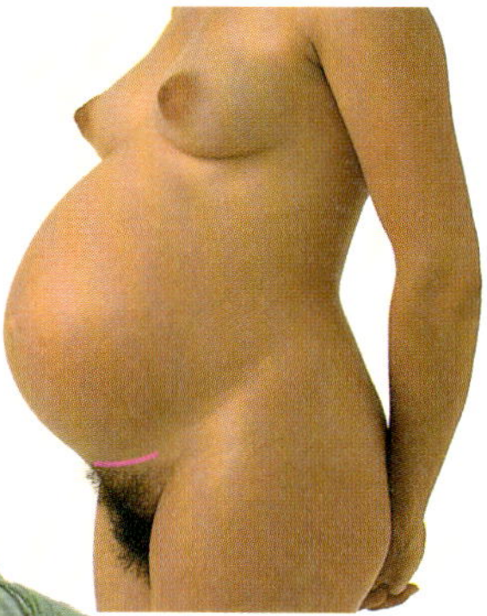

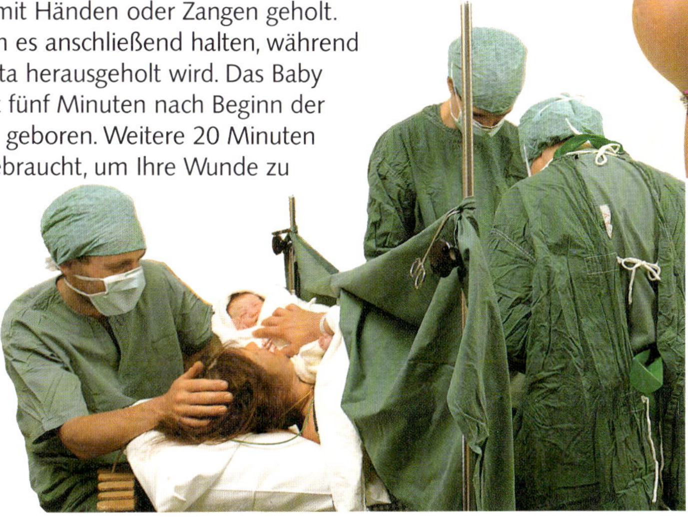

Ihr Partner kann das Baby halten, während die Wunde vernäht wird.

Der horizontale »Bikini«-Schnitt wird knapp oberhalb der Schamhaare vorgenommen. Die Narbe ist später kaum zu sehen.

NACH DEM KAISERSCHNITT

Sie werden gebeten, bald nach der Geburt aufzustehen und sich zu bewegen. Die Schnittwunde wird in den ersten Tagen schmerzhaft sein. Bitten Sie um schmerzlindernde Mittel. Der Heilungsprozeß wird durch Ihre Bewegung nicht gefährdet. Stellen Sie sich ganz gerade hin und legen Sie Ihre Hände über die Naht. Zwei Tage nach der Operation können Sie mit leichter Gymnastik beginnen (siehe S. 68), und nach einem weiteren Tag können Sie sich baden. Die Fäden werden fünf Tage nach der Geburt entfernt, und Sie sollten sich eine Woche nach der Operation wieder körperlich normal fühlen. Vermeiden Sie mindestens sechs Wochen lang körperliche Anstrengung. Die Narbe verblaßt innerhalb von drei bis sechs Monaten.

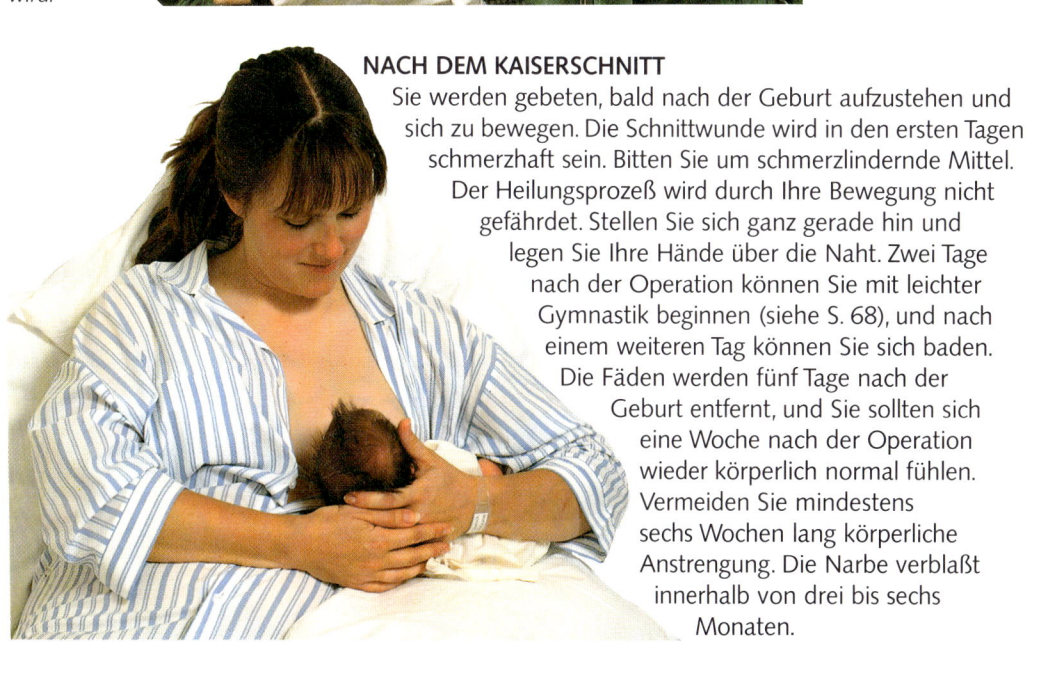

Ihr neugeborenes Baby

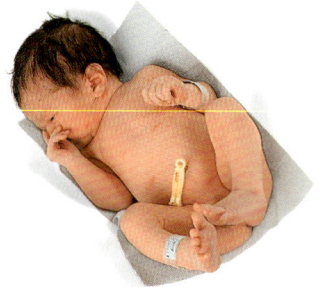

Ihr Baby wird wahrscheinlich anders aussehen, als Sie es erwartet haben. Es wirkt klein und verletzlich. Seine Kopfform mag Ihnen komisch erscheinen, und sein Körper kann mit Käseschmiere bedeckt sein. Seine Organe sind noch nicht voll funktionsfähig. Manche Mütter verspüren sofort eine tiefe Liebe zu Ihrem Baby. Sollten Sie diese starke Liebe aber zunächst nicht spüren, so lassen Sie sich nicht davon beunruhigen. Wenn Sie Ihr Baby erst richtig kennengelernt haben, für es sorgen und mit ihm schmusen, wenn Sie feststellen, daß es auf Sie reagiert und sich durch Ihre Stimme beruhigen läßt, werden Sie es in natürlicher Weise liebgewinnen.

Die ersten Eindrücke

Seien Sie nicht enttäuscht, wenn Ihr Baby nicht perfekt aussieht – dies ist bei der Geburt selten der Fall. Ihnen fallen vielleicht einige rote Flecken oder andere Unregelmäßigkeiten der Haut auf, die meisten von ihnen werden aber innerhalb der nächsten zwei Wochen von allein verschwinden.

KOPF
Eine merkwürdige Kopfform wird meist durch den Druck der Geburt verursacht. Der Kopf sollte innerhalb der nächsten zwei Wochen eine normale Form annehmen.
Oben auf dem Kopf befinden sich weiche Stellen (Fontanellen), dort sind die Schädelknochen noch nicht zusammengewachsen. Die Lücke schließt sich normalerweise erst im 18. Lebensmonat.

AUGEN
Alle Neugeborenen haben blaue Augen. Die endgültige Augenfarbe ist erst im 6. Lebensmonat erreicht.
Geschwollene Augen entstehen meist als Folge des starken Drucks während der Geburt. Bitten Sie aber den Arzt oder die Hebamme, nachzuschauen, ob eventuell eine Infektion vorhanden ist.
Blinzeln ist häufig.

ZUNGE
Manchmal scheint die Zunge an der unteren Mundhöhle angewachsen zu sein und die Spitze beim Herausstrecken gegabelt. Während des ersten Lebensjahres wächst die Zunge hauptsächlich an der Spitze.

HÄNDE UND FÜSSE
Diese können bei der Geburt bläulich sein, da der Blutkreislauf des Babys noch nicht vollständig funktioniert. Wenn Sie Ihr Baby in eine andere Position bringen, sollten sie wieder rosig erscheinen.
Die Fingernägel sind bei der Geburt oft sehr lang; schneiden Sie sie nicht, beißen Sie sie statt dessen ab.

BRÜSTE
Die Brüste können geschwollen sein und sogar Milchtröpfchen zeigen. Dies ist bei Neugeborenen beider Geschlechter normal. Versuchen Sie nicht, die Milch auszudrücken.

GENITALIEN
Diese sehen bei allen Neugeborenen sehr groß aus. Neugeborene Mädchen können einen Ausfluß aus der Scheide haben, der durch die mütterlichen Hormone verursacht wird und bald verschwindet.
Die Hoden neugeborener Jungen können sich noch nicht im Hodensack befinden. Falls Sie sich Sorgen machen, sprechen Sie mit dem Arzt.

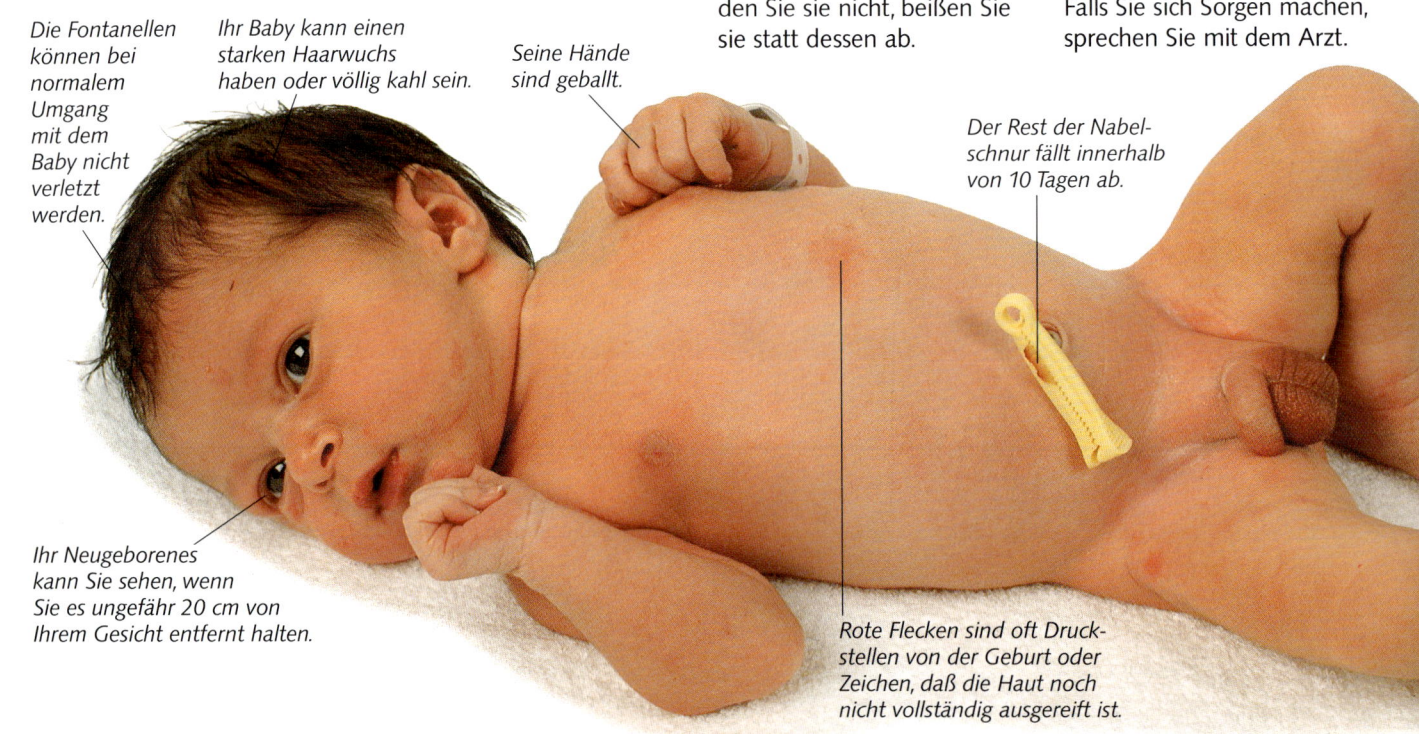

Die Fontanellen können bei normalem Umgang mit dem Baby nicht verletzt werden.

Ihr Baby kann einen starken Haarwuchs haben oder völlig kahl sein.

Seine Hände sind geballt.

Der Rest der Nabelschnur fällt innerhalb von 10 Tagen ab.

Ihr Neugeborenes kann Sie sehen, wenn Sie es ungefähr 20 cm von Ihrem Gesicht entfernt halten.

Rote Flecken sind oft Druckstellen von der Geburt oder Zeichen, daß die Haut noch nicht vollständig ausgereift ist.

HAUT

Flecken und Ausschläge kommen häufig vor und sollten ohne weitere Behandlung verschwinden.

Haut, die sich pellt, besonders an Hand- und Fußflächen, verschwindet innerhalb einiger Tage.

Ein weicher Haarwuchs auf dem Körper, die Lanugohaare, ist besonders bei Frühgeburten zu beobachten. Diese Haare fallen innerhalb der nächsten zwei Wochen aus.

Käseschmiere ist eine weißliche Talgschicht, die die Haut des Babys in der Gebärmutter schützt und bei der Geburt seinen gesamten Körper noch bedecken kann. Diese Schicht läßt sich problemlos wegwischen.

Geburtsmale verschwinden normalerweise mit der Zeit. Einige Geburtsmale sind:

▶ rote Punkte (Storchenbisse), besonders in der Mitte der Stirn, an den Augenlidern und am Nacken; sie verschwinden meist nach einem Jahr.

▶ erdbeerfarbene Geburtsmale, die besorgniserregend sein können, da sie allmählich größer wachsen. Normalerweise verschwinden sie bis zum 5. Lebensjahr.

▶ blaue Flecken (Mongolenflecken), oft auf dem unteren Rücken von Babys mit dunkler Hautfarbe.

▶ Portwein-Fleck, ein hellroter oder purpurfarbener Fleck, der dauerhaft bleibt.

Da ein Baby in der Gebärmutter lange zusammengekauert lag, erscheinen seine Beine kurz nach der Geburt oft verbogen.

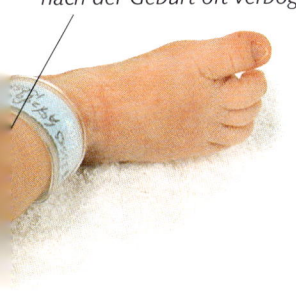

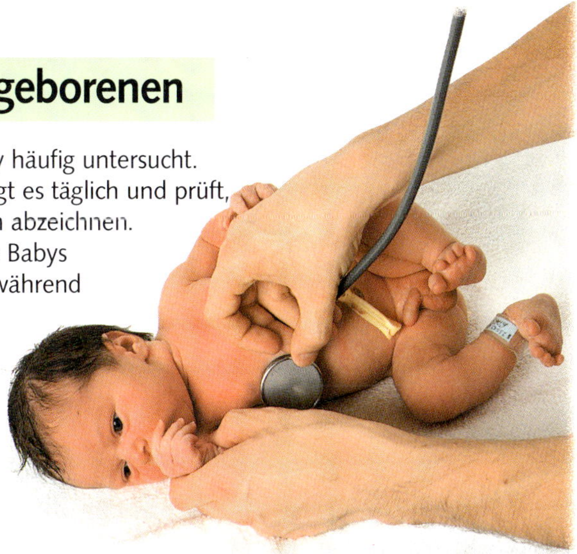

Untersuchungen am Neugeborenen

Während der ersten Lebenswoche wird Ihr Baby häufig untersucht. Die Hebamme oder die Säuglingsschwester wiegt es täglich und prüft, ob sich irgendwelche Probleme oder Infektionen abzeichnen. Zusätzlich führt sie am sechsten Lebenstag Ihres Babys einen weiteren Test durch. Der Kinderarzt wird während dieser ersten Woche Ihr Baby auch mindestens einmal untersuchen, und Sie können eventuelle Sorgen bei dieser Gelegenheit mit ihm besprechen. Er wird das Baby von Kopf bis Fuß untersuchen, um sicherzustellen, daß alles in Ordnung ist.

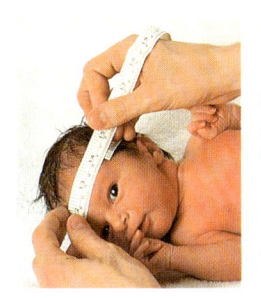

1 Der Arzt mißt den Kopfumfang und sucht Hinweise für Abnormitäten. Er fühlt die Fontanellen und prüft die Mundhöhle auf Vollständigkeit.

2 Er hört Herz und Lunge ab, um sicherzustellen, daß sie normal funktionieren. Herzgeräusche sind bei Neugeborenen recht häufig und deuten meist nicht auf eine Mißbildung.

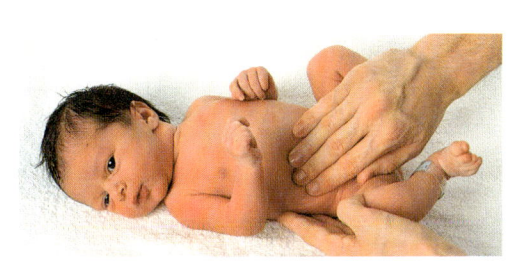

3 Der Arzt fühlt den Bauch des Babys, um nachzuprüfen, ob die Organe die richtige Größe haben. Er mißt auch den Herzschlag am Unterleib.

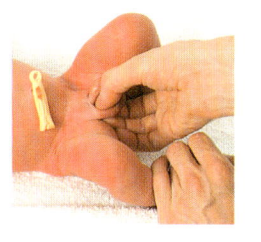

4 Die Genitalien werden auf Mißbildungen geprüft. Bei einem Jungen schaut er nach, ob sich beide Hoden im Hodensack befinden.

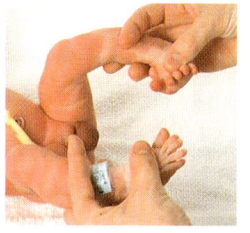

5 Vorsichtig bewegt er Arme und Beine hin und her und schaut nach, ob Beine und Füße richtig ausgerichtet sind, ob die Beine die richtige Länge haben und ob das Baby Klumpfüße hat.

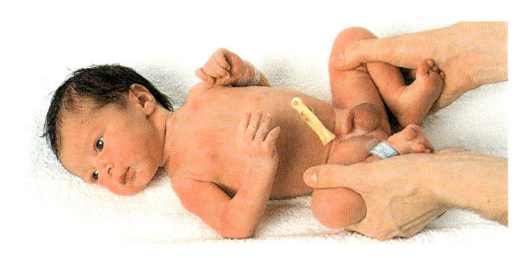

6 Der Arzt prüft, ob die Hüften richtig eingerenkt sind, indem er die Beine des Babys anzieht und langsam kreisen läßt.

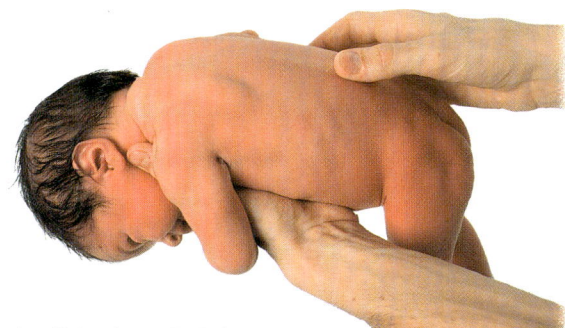

DER GUTHRIE-TEST

Dieser Test wird meist sechs bis sieben Tage nach der Geburt durchgeführt. An der Ferse des Babys wird eine kleine Blutprobe entnommen. Diese wird auf Phenylketonurie (PKU) untersucht, eine seltene Stoffwechselkrankheit, die allerdings unbehandelt zu geistiger Behinderung führt.

7 Er bewegt seinen Daumen entlang der Wirbelsäule des Babys, um die richtige Stellung aller Wirbel zu prüfen.

Babys, die besonderer Pflege bedürfen

Einige Babys bedürfen nach der Geburt besonderer Pflege, beispielsweise weil sie zu früh geboren (vor der 37. Woche) sind oder weil sie bei der Geburt zu klein waren. Solche Babys neigen häufiger zu Schwierigkeiten bei der Atmung, beim Trinken sowie bei der Regulierung ihrer Körpertemperatur. Sie brauchen besondere Behandlung und Überwachung. Die Zeit, die ein Baby auf einer Intensivstation verbringen muß, fällt der Mutter besonders schwer. Sie wird nicht nur von ihm getrennt, bevor sie ihr Baby überhaupt kennengelernt hat, sondern sie muß sich auch daran gewöhnen, es umgeben von einschüchternden medizinischen Geräten zu sehen. Dies kann zunächst sehr beängstigend sein. Es hilft aber, wenn man sich die verschiedenen Geräte erklären läßt.

»Bullaugen«, durch die Sie Ihr Baby berühren können

Sie könnten dem Baby vielleicht ein weiches Spielzeug mitbringen.

Nahrungsschlauch, der in den Magen des Babys eingeführt wird; Sie können Ihre eigene Milch für Ihr Baby abpumpen.

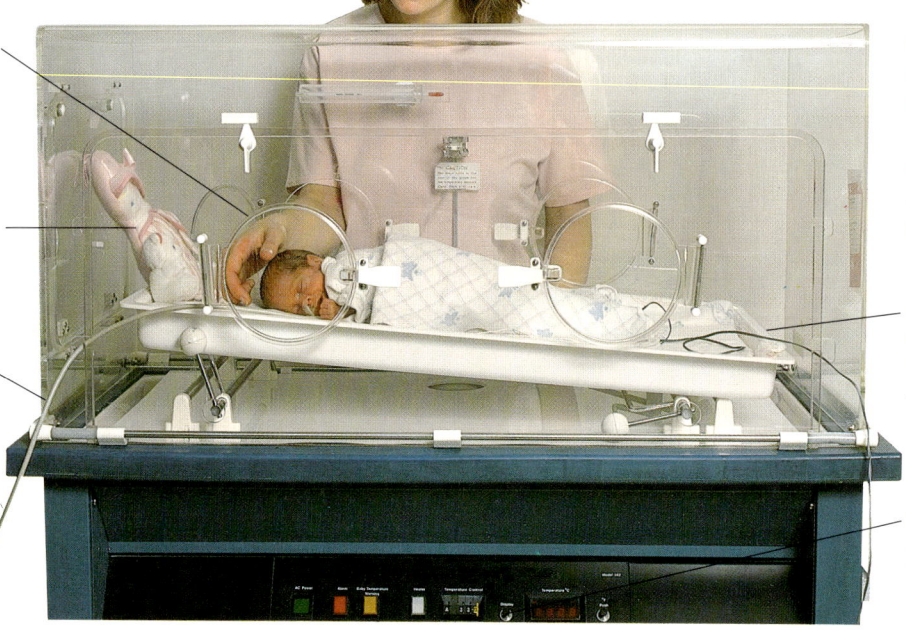

Das Baby im Brutkasten: Ihr Baby braucht genausoviel Liebe und Aufmerksamkeit wie jedes gesunde Baby.

Die schräge Liegefläche erleichtert die Atmung und die Nahrungsaufnahme.

Kontrollfeld, um die Temperatur im Brutkasten zu regulieren

BINDUNG

Es ist wichtig, daß Sie so viel Zeit wie möglich bei Ihrem Baby verbringen. Viele Krankenhäuser bieten Eltern die Möglichkeit zu übernachten, so daß sie in der Nähe Ihres Babys bleiben und an seiner täglichen Pflege teilhaben können.
Ihr Baby mag am Anfang klein und verletzlich aussehen, so daß Sie es gar nicht anzurühren wagen. Aber jedes Baby reagiert auf liebevolle Berührungen. Und selbst wenn Sie es nicht aus dem Brutkasten herausnehmen und halten dürfen, was in einigen Fällen doch möglich ist, können Sie immer noch mit ihm reden und in den Brutkasten hineinlangen, um es zu streicheln.

STELLEN SIE FRAGEN

Fragen Sie den Arzt oder die Hebamme über alles, was Ihnen Sorgen bereitet. Eltern stellen häufig nur wenige Fragen, weil ihnen ihr Baby so schwach erscheint, daß sie vor den Antworten Angst haben. Bei den heutigen Behandlungsmöglichkeiten auf Intensivstationen können sogar Babys, die vor der 28. Woche geboren wurden, überleben.

ERNÄHRUNG

Wenn Ihr Baby schon saugen kann, können Sie es ganz normal füttern. Sonst wird es durch einen Schlauch, der durch die Nase in den Magen eingeführt wird, ernährt.

GELBSUCHT

Viele Neugeborene bekommen um den dritten Lebenstag herum eine leichte Gelbsucht, die ihre Haut gelblich verfärbt. Diese Gelbsucht tritt auf, weil die Leber des Babys noch unreif ist und ein sich im Blut ansammelndes Pigment noch nicht richtig verarbeiten kann.

Diese Art der Gelbsucht verschwindet meist ohne Behandlung innerhalb weniger Tage. Ihr Baby kann in dieser Zeit häufiger müde sein, und Sie sollten es oft wecken und zum Trinken ermutigen. Es ist auch hilfreich, wenn das Baby in der Nähe eines Fensters schläft, damit die Sonne auf es scheinen kann.

TOTGEBURT

In sehr seltenen Fällen wird ein Baby tot geboren. Das Schwierige bei einer Totgeburt ist, daß Sie Ihr Kind nie kennengelernt haben. Es empfiehlt sich, das Baby nach der Geburt zu sehen, zu halten und ihm einen Namen zu geben, damit Sie richtig um es trauern können. Solche Trauer ist wichtig. Sie werden wahrscheinlich wütend sein und wissen wollen, was schiefgegangen ist und wer oder was schuld war. Selbstverachtung und Schuldgefühle sind auch häufig. Nehmen Sie Verbindung zu anderen Frauen auf, die auch eine Totgeburt erlebt haben.

Rückkehr zum Alltag

In den ersten Wochen nach der Geburt sollten Sie jede günstige Gelegenheit zum Schlafen ausnutzen. Erliegen Sie nicht der Versuchung, ihre »Freizeit« für die Erledigung lang vernachlässigter Arbeiten zu opfern: Sie brauchen nun viel Ruhe. Was Sie ebenfalls brauchen, sind Spaziergänge ohne jede Hektik. Ihre Figur wird Sie nach der Geburt zunächst enttäuschen. Der vertraute dicke Bauch wird zwar verschwunden, aber noch nicht wieder flach sein. Ihre Brüste sind groß und die Oberschenkel schwer. Wenn Sie aber sofort mit der Rückbildungsgymnastik beginnen und diese allmählich steigern, werden Sie bald besser aussehen und sich wohler fühlen.

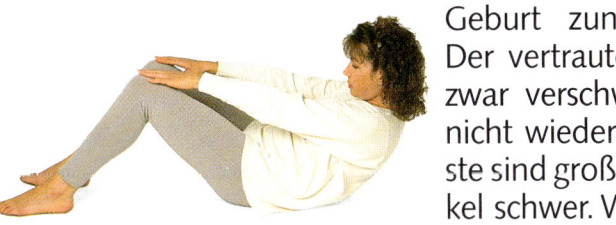

Ihre Gefühle

In den ersten Tagen nach der Geburt werden Sie wahrscheinlich einige Beschwerden und vielleicht Schmerzen haben. Sprechen Sie mit Ihrem Arzt oder der Hebamme, falls Sie hierüber beunruhigt sind.

NACHWEHEN
Eventuell verspüren Sie Krämpfe, besonders während des Stillens, da die Gebärmutter sich auf die Größe vor der Schwangerschaft zurückbildet. Diese Nachwehen sind ein gutes Zeichen dafür, daß Ihr Körper sich schnell normalisiert. Die Nachwehen können einige Tage andauern.
Was Sie tun können Bei starken Nachwehen können Sie milde schmerzlindernde Mittel einnehmen.

BLASE
In den ersten Tagen nach der Geburt ist es normal, mehr Wasser als sonst zu lassen, da der Körper sich auf diese Weise von der Flüssigkeit befreit, die sich während der Schwangerschaft angesammelt hat.

Was Sie tun können Das Urinieren kann aufgrund der Schwellung zunächst schwierig sein, aber Sie sollten es so früh wie möglich versuchen.
▶ Stehen Sie so früh wie möglich nach der Geburt auf und bewegen Sie sich, um den Harnfluß anzuregen.
▶ Setzen Sie sich in warmes Wasser. Machen Sie sich keine Sorgen, wenn Sie im Wasser urinieren, denn Urin ist steril. Waschen Sie sich anschließend gründlich.
▶ Wenn Sie genäht wurden, gießen Sie beim Wasserlassen Wasser über die Naht, um das Brennen zu vermindern.

WOCHENFLUSS
Bis zu sechs Wochen nach der Geburt können Sie eine vaginale Blutung haben. Stillen hilft!

Was Sie tun können Verwenden Sie Binden zum Schutz, keine Tampons, da diese Infektionen verursachen können.

DARM
Nach der Geburt können Sie bis zu 24 Stunden lang keinen Stuhlgang haben.
Was Sie tun können Stehen Sie so früh wie möglich nach der Geburt auf, und bewegen Sie sich, um die Darmtätigkeit anzuregen.
▶ Nehmen Sie viel Flüssigkeit und ballaststoffreiche Nahrung zu sich.
▶ Wenn Sie den Drang verspüren, gehen Sie sofort zur Toilette, aber pressen und drücken Sie nicht.

Pflege der Naht
Die Naht kann während der ersten Tage wund sein. Die meisten Fäden lösen sich nach einer Woche auf; die äußeren Fäden können auch abfallen.

Was Sie tun können Die folgenden Vorschläge können hilfreich sein:
▶ Machen Sie so früh wie möglich nach der Geburt Beckenbodenübungen, um den Heilungsprozeß zu beschleunigen.
▶ Halten Sie die Naht durch Baden sauber. Trocknen Sie diese Körperpartie gründlich mit einem Fön nach dem Baden.
▶ Lindern Sie Schmerzen, indem Sie einen Eisbeutel auf die Wunde legen.
▶ Legen Sie sich hin, um Druck von der Naht zu nehmen, oder setzen Sie sich auf einen aufblasbaren Gummiring.

Die Freude über Ihr Neugeborenes wird die Mühsal der Geburt mehr als ausgleichen.

DEPRESSIONEN
Häufig treten einige Tage nach der Geburt, wenn die Milch einschießt, Traurigkeit und Depressionen auf. Ein Grund hierfür liegt in der plötzlichen Veränderung des Hormonspiegels, ein weiterer in dem unvermeidbaren Abflauen des Hochgefühls. Diese Depressionen nach der Geburt werden verfliegen. Wenn sie aber vier Wochen nach der Geburt noch anhalten oder sehr stark sind, sollten Sie Ihren Partner oder den Arzt zu Rate ziehen.

Rückbildungsgymnastik

Mit leichten täglichen Übungen können Sie schon drei Monate nach der Geburt Ihre normale Figur wieder zurückbekommen, obwohl Ihre Bauchmuskeln dann vielleicht nicht ganz so straff sein werden wie vorher. Steigern Sie Ihre Übungen allmählich, da Ihre Bänder noch weich und dehnbar sind, und hören Sie auf, sobald Sie Schmerzen oder Müdigkeit verspüren.

ERSTE WOCHE
Sie können am ersten Tag nach der Geburt schon beginnen, die gedehnte und geschwächte Beckenboden- und Bauchmuskulatur zu stärken. Die Beckenboden- und Fußübungen sind auch nach einem Kaiserschnitt empfehlenswert.

BECKENBODENÜBUNG, VOM ERSTEN TAG AN
Spannen Sie die Beckenbodenmuskeln, und stellen Sie sich vor, daß Sie eine Last langsam hochziehen (siehe S. 41). Machen Sie diese Übung so häufig wie möglich, um unfreiwilligen Harnfluß zu vermeiden. Es ist wichtig, diese Übung durchzuführen, bevor Sie zu den Übungen für die zweite Woche übergehen. Falls Sie genäht wurden, wird die Stärkung des Beckenbodenbereichs die Heilung unterstützen.

MIT DEN FÜSSEN TRETEN, VOM ERSTEN TAG AN
Diese Übung regt die Durchblutung an und verhindert, daß die Knöchel und Füße anschwellen. Bewegen Sie die Füße auf und nieder. Stündlich wiederholen.

BAUCHMUSKELN, VOM ERSTEN TAG AN
Eine sanfte Methode Ihre Bauchmuskeln zu stärken ist es, sie während des Ausatmens anzuspannen, einige Sekunden zu halten und dann wieder zu entspannen. Machen Sie diese Übung so oft wie möglich.

Am fünften Tag nach der Geburt

1 Legen Sie sich mit angewinkelten Knien auf den Rücken, Kopf und Schultern auf Kissen gestützt. Kreuzen Sie die Hände auf dem Bauch.

2 Während Sie ausatmen, heben Sie Kopf und Schultern hoch, und drücken Sie die Hände leicht gegen den Bauch, als ob Sie zwei Teile zusammenziehen wollen. Halten Sie diese Stellung einige Sekunden ein, dann atmen Sie ein und entspannen sich. Dreimal wiederholen.

> **WARNUNG**
>
> Nach einem Kaiserschnitt werden Sie die Bauchmuskelübungen der ersten Woche noch nicht machen und die tägliche Übungsroutine für die zweite Woche erst später beginnen können. Sprechen Sie mit Ihrem Arzt, bevor Sie mit diesen Übungen beginnen.

ZWEITE WOCHE
Ungefähr eine Woche nach der Geburt können Sie versuchen, die folgenden Übungen zur täglichen Routine zu machen. Diese Praxis sollten Sie mindestens drei Monate lang durchhalten. Wiederholen Sie jede Übung sooft wie möglich, bis sie beschwerlich wird. Beginnen Sie mit dem Zurückrollen, und wenn Ihnen dies gelingt, fahren Sie mit den anderen Übungen fort. Wenn Sie feststellen, daß diese weiteren Übungen Sie anstrengen, üben Sie das Zurückrollen noch einige Tage.

ZURÜCKROLLEN
1 Setzen Sie sich hin, ziehen Sie die Knie an und kreuzen Sie die Arme vor der Brust.

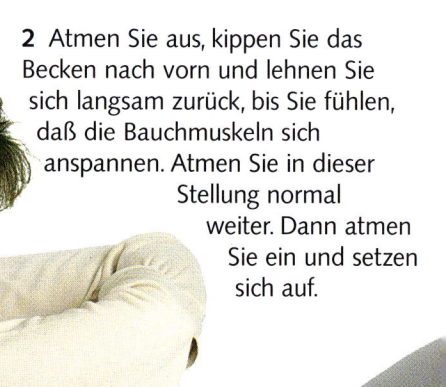

2 Atmen Sie aus, kippen Sie das Becken nach vorn und lehnen Sie sich langsam zurück, bis Sie fühlen, daß die Bauchmuskeln sich anspannen. Atmen Sie in dieser Stellung normal weiter. Dann atmen Sie ein und setzen sich auf.

RÜCKKEHR ZUM ALLTAG

SEITLICHES STRECKEN

1 Legen Sie sich auf den Rücken, die Arme sind seitlich gestreckt, die Handflächen liegen flach auf den Oberschenkeln.

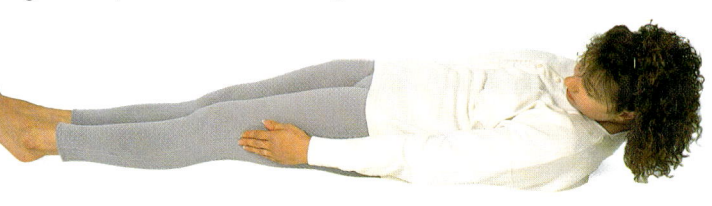

2 Heben Sie den Kopf leicht an, strecken Sie sich zur linken Seite, wobei Sie die linke Hand langsam am Bein hinuntergleiten lassen. Legen Sie sich zurück und entspannen Sie sich. Wiederholen Sie die Übung nun zur rechten Seite.

Wenn Ihnen diese Übung leichtfällt, können Sie sie mehrmals auf einer Seite wiederholen, bevor Sie sich zurücklegen und entspannen.

AUFROLLEN

1 Legen Sie sich auf den Rücken, die Knie sind angezogen und etwas auseinander. Legen Sie die Hände leicht auf die Oberschenkel.

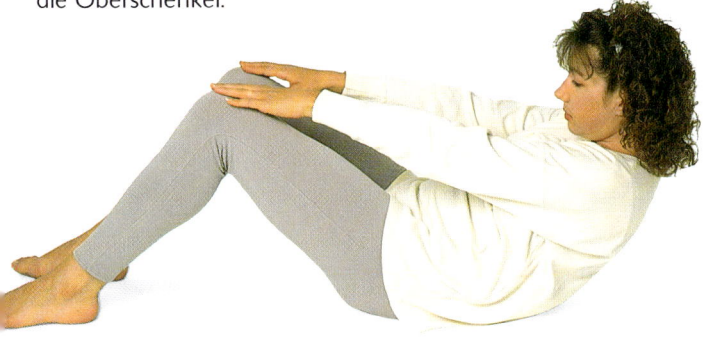

2 Atmen Sie aus, heben Sie Kopf und Schultern und versuchen Sie, mit den Händen die Knie zu fassen. Machen Sie sich keine Sorgen, wenn Sie beim ersten Mal nicht so weit reichen können – mit Übung werden Sie schon hinkommen. Atmen Sie ein, und entspannen Sie sich.

WENN IHNEN DIES LEICHTFÄLLT, DANN VERSUCHEN SIE

▶ Kopf und Schultern langsam zu heben und die Stellung länger zu halten;
▶ beim Heben des Kopfs die Hände auf die Brust zu legen;
▶ beim Heben des Kopfs die Hände am Nacken zu verschränken.

BECKENBODENMUSKELN PRÜFEN

Drei Monate nach der Geburt sollten die Beckenbodenmuskeln gestärkt sein. Prüfen Sie diese Muskeln, indem Sie Hüpfschritte machen. Wenn dabei Urin ausläuft, müssen Sie die Beckenbodenübung einen weiteren Monat machen und sie dann erneut prüfen. Falls vier Monate nach der Geburt hierbei immer noch Urin ausläuft, sollten Sie Ihren Arzt aufsuchen.

Wie sich Ihr Körper zurückbildet

Ihr Körper braucht nach der Geburt mindestens sechs Monate, bis er sich völlig erholt hat. Bei der Kontrolluntersuchung sechs Wochen nach der Geburt sollte eine Normalisierung aber schon eingesetzt haben. Ihre Gebärmutter ist vielleicht schon auf die Größe von vor der Schwangerschaft zurückgeschrumpft. Sie können schon wieder Menstruationsblutungen haben, und, falls Sie regelmäßige Rückbildungsgymnastik getrieben haben, sollten Ihre Muskeln auch wieder in Form sein.

NACHUNTERSUCHUNG

Bei der Entlassung aus dem Krankenhaus werden Sie gebeten, in sechs Wochen eine Nachuntersuchung machen zu lassen, entweder im Krankenhaus oder beim Arzt. Diese bietet eine gute Möglichkeit, nach allem zu fragen, was Ihnen Sorgen bereitet.

Was untersucht wird

▶ Blutdruck und Gewicht werden gemessen.
▶ Brüste und Bauch werden untersucht.
▶ Eine vaginale Untersuchung wird vorgenommen, um die Größe und Lage der Gebärmutter festzustellen. Oft wird auch ein Abstrich zur Krebsvorsorge gemacht.
▶ Verhütungsmethoden werden besprochen; Sie können nun eine Spirale oder Muttermundkappe einsetzen lassen.

IHRE MONATSBLUTUNGEN

Die erste Menstruation nach der Geburt ist oft stärker und dauert länger als normal. Wenn Sie stillen, kann Ihre Menstruation sogar erst nach dem Abstillen wieder einsetzen. Bei einer Flaschenernährung kommt die erste Menstruationsblutung normalerweise vier bis sechs Wochen nach der Geburt.

Frage & Antwort

»Wann können wir unsere sexuellen Beziehungen wieder aufnehmen?«
Die beste Zeit, wieder miteinander zu schlafen, ist dann, wenn Sie und Ihr Partner es wollen. Sie fühlen sich bis zur Nachuntersuchung vielleicht zu wund und verletzbar – vielleicht aber auch nicht. Sie müssen diese Frage für sich beantworten. Nehmen Sie sexuelle Beziehungen langsam wieder auf. Entspannen Sie sich dabei und feuchten Sie Ihre Vagina zusätzlich an, da sie etwas trockener ist als sonst.

»Müssen wir Verhütungsmittel nehmen?«
Auch wenn Sie voll stillen oder wenn Ihre Menstruation noch nicht wieder eingesetzt hat, sollten Sie Verhütungsmittel verwenden. Der Arzt oder die Hebamme wird dieses Thema nach der Geburt ansprechen. Falls Sie die Pille nehmen möchten, informieren Sie den Arzt darüber, wenn Sie stillen. Falls Sie vorher schon eine Muttermundkappe hatten, werden Sie nun eine neue brauchen, da die Form des Muttermunds sich verändert hat.

Stichwortverzeichnis

A
Abwehrstoffe 17
AFP 29
AFP-Spiegel 33
AFP-Untersuchung 33
AFP-Wert 33
Alkohol 7, 9, 49
Ambulante Geburt 28
Amniozentese 33
Anämie 34
Apgar Index 59
Arbeitgeber 21
Arbeitsplatz 6
Armknospe 11
Atemtechniken 15, 44, 55
Atmen 19
Atmung leicht 45
Atmung tief 45
Auge 11, 64
Ausfluß 38
Ausschlag 36

B
Ballaststoff 47
Bart's Dreifachtest 33
BD 29
Beckenbodenmuskeln 41
Beckenkippe 41
Befruchtung 10
Beinknospe 11
BEL 29
Bewegung 7, 19
BH 19
Bildschirme 6
Bindung 66
Blinzeln 64
Blutdruck 31
Blutungen 35
Blutuntersuchungen 31
Brustwarze 18
Brutkasten 66
Brüste 64

C
CS 29

D
Dammschnitt 62
Depressionen 67
Diabetis 6, 34
Diaphragma 6
Diät 7
Down-Syndrom 33
Drittes Stadium 59

E
E 29
Eierstock 10
Eileiter 10
Einleitung der Geburt 62
Einnisten 10
Eisen 48
Eisprung 10
Eiweiß 46
Eizelle 10
EKB 29
Elektronische Herzton-Wehen-
    überwachung (CTG) 61
Embryo 10
Entonox 60
Entspannung 44
EPH-Gestose 29
Epiduralanästhesie 60
Epiduralraum 60
Epilepsie 6
Erbkrankheiten 6
Ernährung 46
ET 29

F
Fe 29
Fehlgeburt 35
Fetus 11
Fingernägel 64
Flüssigkeit 48
Folsäure 48
Fruchtblase 53
Fruchtwasser 27
Fundushöhe 29

G
Geburt 29, 53, 58
Geburtsmale 65
Geburtspositionen 54
Geburtsstadien 53
Geburtsstellungen 57
Geburtsvorbereitungen 50
Gebärmutter 10
Gebärmuttermund 10
Gelbkörper 10
Gelbsucht 66
Genitalien 64
Geschlecht des Babys 11
Geschlechtsverkehr 23, 69
Geschmacksknospen 21, 19
Geschmackssinn 19
Gesichtsausdruck 19
Gewicht 7, 30
Gewichtszunahme 27
Grundausstattung 23
Größe 30
Guthrie-Test 65
Gymnastik 13

H
H/T 29
HA 29
Haar 17
Harndrang 22
Hausgeburt 28, 50
Haut 17, 65
Hautausschlag 36
Hautfarbe 17
Hautpigmentierung 14
Hb (Ery) 29
Hebamme 53
Heben 40
Hecheln 45
Heißhunger 49
Herztöne (Baby) 32
Herzwölbung 11
Hinknien 57
Hocken 43
Hockstellung 57
Hoden 64
Hämoglobinspiegel 31
Hämorrhoiden 36
Hände 32, 64
Hörrohr 61
Hörvermögen 19

I
I. SL (dorso anteriore) 29
I. SL (dorso posteriore) 29
II. SL (dorso anteriore) 29
II. SL (dorso posteriore) 29
II. v Bel 29

K
Kaffee 49
Kaiserschnitt 63
Kakao 49
Kalzium 46
KL 29
Knöchel 32
Kolostrum 16
Komplikationen 28
Kondome 6
Kopf 11, 64
Krampfadern 36
Krankenhausaufnahme 53
Krankenhauskurse 13
Krämpfe 36
Kräutertees 49
Kurzatmigkeit 37
Käseschmiere 17, 65
Körperhaltung 40

L
Lanugo-Haar 15
Linea nigra 14
LR 29
LWS 29

M
Massage 13
Medikamente 9
Mehrlingsschwangerschaft 33
Mißbildungen 33
MSU 29, 30
Multigravida 29
Muttermund 53
Muttermund, Eröffnung 56
Mutterpaß 29
Mutterschaftsgeld 21

N
Nabelschnur 11
Nachwehen 67
NE 29
Neugeborenes Baby 64
Nikotin 7
NT o.B. 29
Nägel 17

O
Oberschenkel 42
Ödeme 29, 37

P
Para 0 29
Para 1 29
Partner 15
Partner bei der Geburt 25
Pethidin 60
Pflege der Naht 67
Pigmentierung 16
Pille 6
Plazenta 10, 27
Preßdrang 56
Primigravida 29
Präeklampsie 31, 34
PT 29

R
Rauchen 7, 9
Relation 29
Rhesus-Faktor 31
Rhesus-Unverträglichkeit 34
Risiken 9
Risikofaktoren 6
Risikoschwangerschaften 34
Röteln 6
Rückbildungsgymnastik 68
Rückenmassage 55
Rückenschmerzen bei der
  Geburt 55

S
Salz 48
Saugen 19
Saugglockengeburt 62
Schlaflosigkeit 37
Schlafstörungen 22
Schlucken 19
Schmerzerleichterung 60
Schneidersitz 42
Schutzfristen 21
Schwangerschaftsdauer 9
Schwangerschaftskalender 8
Schwangerschaftskleidung 21
Schwangerschaftskurse 13
Schwangerschaftsstreifen 20,
  37
Schwangerschaftstests 8
Schwimmen 39
Schwitzen 37
Sehvermögen 19
Sichelzellenanämie 31
SL 29
Sodbrennen 38
Soor 38
Spina bifida 33
Sport 39
Steißlage 63
Stillbüstenhalter 25
Syphylis 31

T
Tee 49
TENS 61
Thallassämie 31
Totgeburt 66
Toxoplasmose 9
Tragen 40
Trinken 7

U
Übelkeit 38
Übergangsphase 56
Übermüdung 25
Ultraschall 33, 61
Unterentwicklung 35
Untersuchungen am
  Neugeborenen 65

V
Vaginaluntersuchung 32, 53
VE 29
Verdauungssystem 11
Verreisen 17
Verstopfung 12, 38
Vitamin C 47
Vitaminzusätze 48
Vorsorge 28
Vorsorgeuntersuchungen 30

W
Wehen 29, 52
Wehen, Anzeichen 52
Wehen, falsche 52
Wehen, Länge 55
Wehen, Messung 52
Weichkäse 49
Wirbelsäule 40
Wochenfluß 67

Y
Yoga 13

Z
Zahnfleisch 38
Zahnfleischbluten 16, 38
Zangengeburt 62
Zervixinsuffizienz 34
Zucker 49
Zunge 64
Zweites Stadium 56
Zwillinge 11, 35, 63

Ravensburger®
Ratgeber Familie – rundherum kompetent

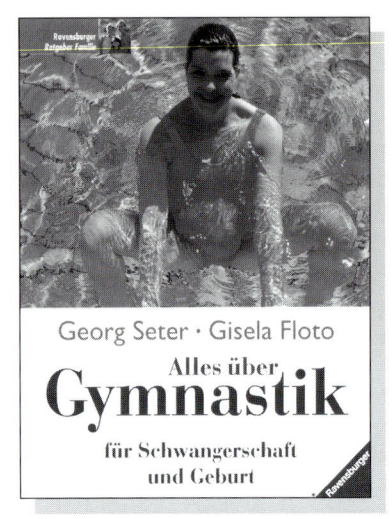

Georg Seter/Gisela Floto
Alles über Gymnastik für Schwangerschaft und Geburt
Gymnastik und Entspannungsübungen bereiten auf eine problemlose, aktive Geburt vor.
72 Seiten.
ISBN 3-473-**42689**-X

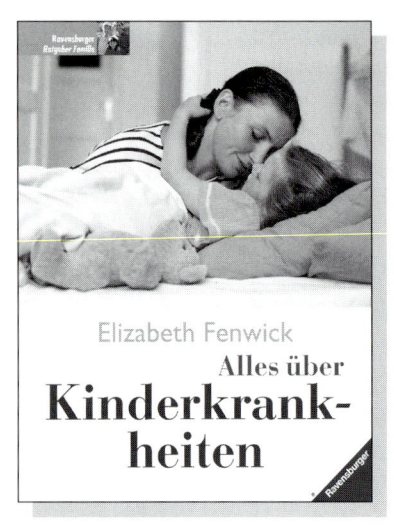

Elizabeth Fenwick
Alles über Kinderkrankheiten
Ein praktisches Handbuch über Kinderkrankheiten.
79 Seiten.
ISBN 3-473-**42695**-4

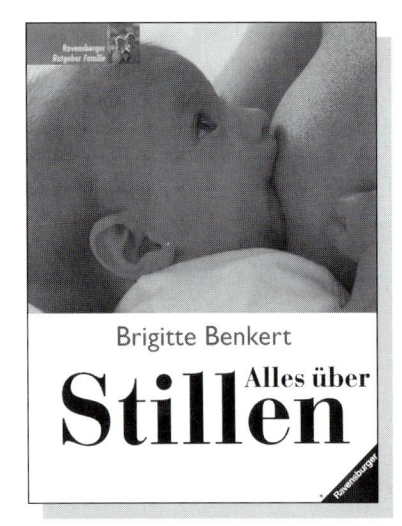

Brigitte Benkert
Alles über Stillen
Ein praktisches und leichtverständliches Handbuch zum Thema Stillen.
71 Seiten.
ISBN 3-473-**42699**-7

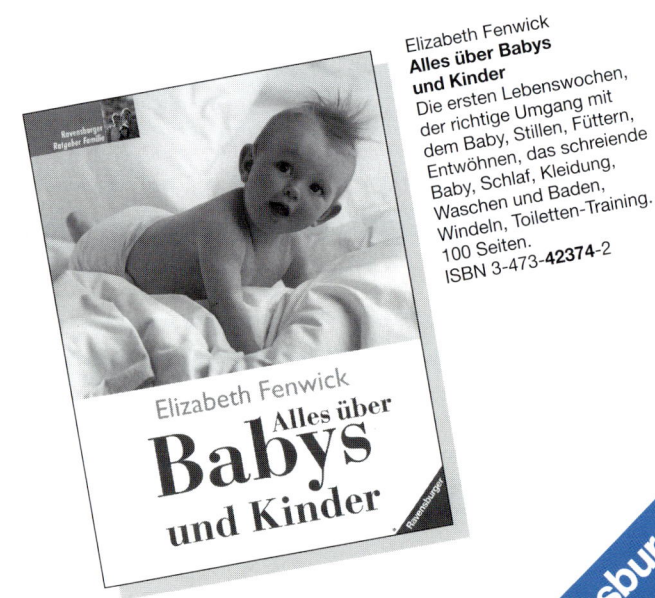

Elizabeth Fenwick
Alles über Babys und Kinder
Die ersten Lebenswochen, der richtige Umgang mit dem Baby, Stillen, Füttern, Entwöhnen, das schreiende Baby, Schlaf, Kleidung, Waschen und Baden, Windeln, Toiletten-Training.
100 Seiten.
ISBN 3-473-**42374**-2